SEPTIÈME ÉDITION

LIRE DES TEXTES DE RECHERCHE

Guide convivial pour les professionnels de la santé

Barbara Davies IA, Ph. D., FCAHS
Professeure émérite, École des sciences infirmières
Faculté des sciences de la santé
L'Université d'Ottawa

Jo Logan, B. Sc. Inf., Ph. D.
Professeure adjointe, École des sciences infirmières
Faculté des sciences de la santé
L'Université d'Ottawa

ELSEVIER

LIRE DES TEXTES DE RECHERCHE : GUIDE CONVIVIAL   ISBN : 978-0-443-12037-4
POUR LES PROFESSIONNELS DE LA SANTÉ, SEPTIÈME ÉDITION

Notifications

Les praticiens et les chercheurs doivent toujours s'appuyer sur leur propre expérience et leurs propres connaissances pour évaluer et utiliser les informations, méthodes, éléments ou expériences décrits dans le présent document. En raison des progrès rapides dans les sciences médicales, en particulier, il convient d'effectuer une vérification indépendante des diagnostics et des posologies des médicaments. Dans les limites prévues par la loi, Elsevier, les auteurs, les éditeurs ou les contributeurs n'assument aucune responsabilité inhérente à tout préjudice et/ou dommage à des personnes ou à des biens en raison de la responsabilité du fait des produits, de la négligence ou autre, ou de toute utilisation ou exploitation de toute méthode, produit, mode d'emploi ou idée contenus dans le présent document.

Rédactrice sénior (Acquisitions, Canada) : Roberta A. Spinosa-Millman
Gestionnaire du développement de contenu : Lenore Spence
Spécialiste du développement de contenu : Theresa Fitzgerald
Directeur des Services de l'édition : Deepthi Unni
Responsable des Services de l'édition : Manchu Mohan

Le dernier chiffre est le numéro d'impression : 9 8 7 6 5 4 3 2 1

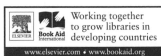

Working together to grow libraries in developing countries

www.elsevier.com • www.bookaid.org

Table des matières

Réviseurs ... vi
Au sujet des auteurs ... viii
Préface ... ix
Remerciements ... xi

1. Introduction ... 1
   Pourquoi lire des articles de recherche? ... 2
   Quelques bons conseils sur la lecture d'articles de recherche ... 3
   Consultez les feuilles de travail d'accompagnement du lecteur ... 5

2. Étapes simples pour lire des articles de recherche ... 6
   Titre ... 6
   Résumé ... 7
   Introduction ... 7
      Questions théoriques ... 8
      Types de méthodes de recherche : méthodes qualitatives,
      quantitatives et mixtes ... 9
   Méthodes ... 9
   Plan de recherche ... 9
      Partie 1 : Méthodes des plans de recherche qualitative ... 11
         Rigueur des études qualitatives ... 14
         L'échantillonnage et le milieu ... 15
         Collecte des données ... 16
         L'analyse des données et des résultats ... 17
      Partie 2 : Méthodes des plans de recherche quantitative ... 17
         Outils électroniques pour la santé ... 19
         Plans expérimentaux ... 19
         Plans de recherche non expérimentaux ... 21
         Rigueur des études quantitatives ... 22
         Échantillon ... 24
         Collecte des données ... 25
         Comment juger de la rigueur d'un outil de collecte
         de données ... 25

Sensibilité et spécificité ... 27
Analyse des données et résultats ... 28
Statistiques descriptives ... 28
Statistiques inférentielles ... 28
Partie 3 : Recherche par méthodes mixtes ... 33
Caractéristiques des études à méthodes mixtes ... 33
Collecte et analyse des données pour les méthodes mixtes ... 34
Résultats et discussion ... 36
Une suggestion finale : les remerciements ... 37

3. Trouver des résultats de recherche intéressants ... 38
Par où et comment commencer ... 38
Définissez votre question clinique ... 38
Étapes de construction d'un tableau PICOT ... 38
Faire une recherche dans une base de données pour
des recherches pertinentes ... 39
Termes de recherche ... 39
À combien d'années antérieures devez-vous remonter? ... 41
Articles de synthèse ... 41
**Comment lire le graphique en forêt fictif illustrant
les résultats d'une méta-analyse ... 43**
Revues d'évaluation ... 44
Recherche d'articles de recherche sur internet ... 45
Avec comité de lecture (revu par les pairs) ... 46
Une mise en garde concernant les revues prédatrices
ou fausses sur internet ... 47
Comment puis-je savoir si une revue est fausse? ... 48
**Pourquoi m'inquiéter si un article est publié dans
une revue prédatrice? ... 48**
Portails web ... 48
Autres types de bases de données ... 49
Researchgate ... 49
Se tenir au courant ... 50
Médias sociaux : facebook et youtube ... 50

4. Utilisation des résultats de la recherche ... 52
Utilisation de la recherche ... 52
Les questions à se poser ... 53
Lignes directrices de la pratique clinique ... 55
Comment évaluer les lignes directrices ... 56
Sites web des lignes directrices sur la pratique ... 56

La décision d'utiliser les résultats de recherche ... 57
  Rassembler le soutien et les ressources ... 57
Vous voulez en savoir plus? ... 59

Bibliographie ... 60
Glossaire ... 61
Revues qui publient des études recherche avec comité de lecture (évaluées par des pairs) ... 67
Feuilles de travail ... 68
  1. Recherche qualitative : la feuille de travail d'accompagnement du lecteur ... 68
  2. Recherche quantitative : la feuille de travail d'accompagnement du lecteur ... 73
  3. Recherche par méthodes mixtes : la feuille de travail d'accompagnement du lecteur ... 81
  4. Revues systématiques : la feuille de travail d'accompagnement du lecteur ... 91
  5. Utilisation des résultats de la recherche : la feuille de travail d'accompagnement du lecteur ... 96

Réviseurs

Chantal Backman, Inf. aut., M. Ad. santé, Ph. D., Professeure agrégée, École des sciences infirmières, Faculté des sciences de la santé, Université d'Ottawa, Ottawa, Ontario

Susan Eldred, Inf. aut., B. Sc. Inf., MBA, Ed. D., Professeure et coordonnatrice de programme, Sciences infirmières, École de la santé et des études communautaires, programme collaboratif en sciences infirmières, Collège Algonquin et Université d'Ottawa, Ottawa, Ontario

Iris Epstein, Inf. aut., Ph. D., Professeure adjointe, École des sciences infirmières, Faculté de santé, Université York, Toronto, Ontario

Nutmeg Hallett, Inf. aut. (psychiatrie), B. Inf., Ph. D., Chargée de cours en sciences infirmières, École des sciences infirmières, Université de Birmingham, Birmingham, Royaume-Uni

Coleen Karr, Inf. aut., B. Sc. Inf., M. Sc. Inf., Professeure de sciences infirmières, Département des sciences de la santé, Collège Centennial, Toronto, Ontario

Barbara Krainovich-Miller, Ed. D., PMHCNS, ANEF, FAAN, Professeure émérite de clinique, Université de New York, New York, États-Unis

Debbie Sheppard LeMoine, B. Inf., Inf. aut., M. Inf., Ph. D., Doyenne, Université de Windsor, Windsor, Ontario, Chercheur adjointe, Faculté des études supérieures, Université Dalhousie, Halifax, Nouvelle-Écosse

Linda MacDougall, Inf. aut., Ph. D.(c), Professeure, Faculté des sciences infirmières, Collège St. Clair, Chatham, Ontario

Geoffrey M. Maina, Inf. aut., B. Sc. N, M. N., Ph. D., Professeure adjointe, Collège des sciences infirmières, Université de la Saskatchewan, Saskatoon, Saskatchewan

Simrat Minhas, Ed. D., LPN, Directrice de la formation en sciences infirmières, Département des sciences infirmières, Collège Stenberg, Surrey, Colombie-Britannique

Patricia Munroe, Inf. aut., B. Sc. Inf., Coordonnatrice et professeure, Sciences infirmières auxiliaires, École des sciences de la santé, des sciences humaines et de la justice, Collège Loyalist, Belleville, Ontario

Shermeen Nizami, P. Eng., Ph. D., Certificat en enseignement universitaire supérieur, Certificat d'initiative d'apprentissage mixte, Instructrice, Sciences de la santé, Université Carleton, Ottawa, Ontario

Judee E. Onyskiw, Inf. aut., B. Sc. Inf., M. Inf., Ph. D., Professeure agrégée, Faculté des sciences infirmières, Université MacEwan, Edmonton, Alberta

Katherine Poser, Inf. aut., B. Sc. Inf., M. Ed. Inf., Professeure, École de baccalauréat en sciences infirmières, Collège St. Lawrence, Kingston, Ontario

Heidi M. Siu, Inf. aut., B. Sc. Inf., M. Sc. Inf., Ph. D. sciences infirmières, Professeure, Faculté des sciences de la santé et du bien-être, Collège Humber – Université du Nouveau-Brunswick – Programme collaboratif de baccalauréat en sciences infirmières Humber, Toronto, Ontario

Amélie Swift, Ph. D., M. Sc., Inf. aut., SFHEA, PGCHE, Maître de conférences, École des sciences infirmières, Université de Birmingham, Birmingham, Royaume-Uni

Au sujet des auteurs

BARBARA DAVIES, inf. aut., Ph. D., FCAHS, est professeure émérite à l'École des sciences infirmières de la Faculté des sciences de la santé de l'Université d'Ottawa. Elle a enseigné les méthodes de recherche dans les programmes de premier cycle et d'études supérieures pendant de nombreuses années. Elle a été codirectrice du Centre de recherche sur les pratiques exemplaires en soins infirmiers et vice-doyenne à la recherche de la Faculté des sciences de la santé. Elle a reçu du Premier ministre de l'Ontario le Prix pour l'excellence en recherche du ministère de l'Entreprise, des Débouchés et de l'Innovation de l'Ontario, Canada. Aux côtés de leaders de l'Association des infirmières et infirmiers autorisés de l'Ontario, elle a reçu le prix de collaboration innovante entre la pratique et le milieu universitaire de la Sigma Theta Tau International Honor Society of Nursing. Le ministère de l'Éducation du Hunan a reconnu son enseignement en Chine en lui décernant le Foreign Overseas Expert Award. En Ontario, au Canada, elle a reçu le prix Scholarship into Practice Award du Conseil des programmes universitaires de l'Ontario en sciences infirmières. Elle a participé activement à l'élaboration, à la mise en œuvre, à l'évaluation et à la durabilité des lignes directrices sur les pratiques exemplaires en soins infirmiers et en soins de santé. Elle est membre permanent de l'Académie canadienne des sciences de la santé et rédactrice en chef pour la *Revue canadienne de recherche en sciences infirmières*.

JO LOGAN, B. Sc. N., Ph. D., est professeure adjointe à l'École des sciences infirmières de l'Université d'Ottawa où elle a enseigné au niveau des programmes de premier cycle et d'études supérieures. Elle est membre affiliée de l'Institut de recherche en santé d'Ottawa. Ses intérêts de recherche comprennent la pratique fondée sur des données probantes et les soins de soutien. Elle est également coauteure du Modèle d'utilisation de la recherche d'Ottawa qui a servi dans plusieurs projets de recherche et cliniques et a été décrit dans maints articles et chapitres de livres. Elle a présenté plusieurs ateliers sur la pratique professionnelle et l'utilisation de la recherche, et a été directrice du département Nursing Research, Education, and Quality Improvement (recherche en soins infirmiers, éducation et amélioration de la qualité) à l'Hôpital Civic d'Ottawa.

Préface

Ce manuel porte sur la lecture d'articles de recherche, plutôt que sur l'utilisation des résultats de la recherche dans la pratique. L'intention est d'aider les professionnels de la santé à trouver et à commencer à comprendre la documentation sur la recherche en santé. Malgré la disponibilité de résultats de recherche synthétisés et de lignes directrices sur la pratique, il existe néanmoins des situations lors desquelles vous devez lire un article individuel de recherche; par exemple, pour vous tenir au courant de ce qui est nouveau dans votre domaine ou un thème pour lequel la recherche est limitée.

C'est la septième édition et nous continuons à peaufiner le contenu du livre. Comme toujours, nous avons essayé de garder les choses simples et faciles à utiliser. Les concepts de recherche complexes sont expliqués dans un langage plus simple. Des exemples sont fournis pour le débutant et pour ceux qui cherchent une mise à jour sur la signification des termes clés et comment penser de manière critique et créative à l'égard de la recherche.

La recherche qualitative a évolué. Des descriptions des nouvelles méthodes de plan de recherche et des mesures visant à assurer la rigueur commencent à apparaître dans la documentation de recherche en soins infirmiers; cependant, nous avons continué à utiliser les approches classiques de l'enquête qualitative qui continuent de plaire à l'auditoire plus large en soins de santé.

Tout au long de cette nouvelle édition, vous trouverez toujours ***des conseils*** et ***des alertes*** qui donnent des recommandations pratiques à prendre en compte lors de la lecture des articles de recherche. Nous n'incluons pas d'exemples d'articles de recherche dans ce livre car ils seraient bien vite désuets et pourraient ne pas être pertinents pour toutes les professions de la santé. Consultez le site EVOLVE pour obtenir des exemples d'articles de recherche et les feuilles de travail incluses dans ce document.

Une façon d'utiliser ce guide est de choisir un article de recherche et de sélectionner, aux pages 68, 73, 81, 91 et 96, les feuilles de travail d'accompagnement du lecteur correspondant à l'article pendant que vous le lisez. Certaines questions de la feuille de travail peuvent ne pas avoir de « bonnes réponses »; la réponse peut dépendre de l'intérêt clinique du lecteur, du type de contexte et du type de système de soins de santé en place dans le pays du lecteur. Si vous êtes un animateur d'atelier, envisagez de sélectionner des articles sur des sujets *prioritaires* d'actualité afin de susciter l'intérêt du groupe à lire les articles avant votre atelier.

Nous espérons que ce guide vous sera utile pour comprendre les rapports de recherche qui vous semblent intéressants et vous serviront dans vos études ou au travail, que se soit dans la pratique, l'administration ou l'éducation. En lisant les articles de recherche, en les utilisant au besoin pour éclairer les soins aux patients et en partageant les nouvelles idées avec vos collègues, les soins de santé que vous fournissez s'amélioreront. Ce processus peut créer un sentiment d'enthousiasme et de fierté. Vos nouvelles connaissances vous donneront le pouvoir de faire une différence.

Remerciements

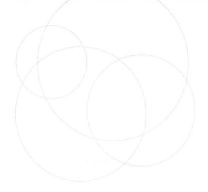

Nous tenons à souligner l'aide précieuse de Rinam Amin Ali, inf. aut., MScN de l'Hôpital d'Ottawa et de Robert Davies, Ph. D., professeur agrégé de statistiques et de génomique des populations de l'Université d'Oxford.

Barbara Davies, Jo Logan

1 Introduction

Ce livre se veut être une introduction à la lecture et à la compréhension des articles de recherche. Dans ce livre, le terme *recherche* n'est pas utilisé dans son sens courant (p. ex. « Je vais à la bibliothèque pour faire une « recherche » sur le soulagement de la douleur » ou « Je vais faire une « recherche » sur Internet sur un problème particulier »). Nous décrivons le type de recherche qui permet à toute une profession d'acquérir des connaissances nouvelles, pas seulement pour une personne.

La recherche a le potentiel d'améliorer la qualité et la sécurité des soins de santé et de créer *des pratiques exemplaires* pour guider les professionnels. À titre d'exemple, des recherches récentes sur les facteurs à prendre en compte pour la prévention des chutes chez les personnes âgées ont révélé les avantages de procéder à une évaluation des risques et de fournir un entraînement de renforcement musculaire. En se tenant au courant de la recherche, les praticiens et les administrateurs peuvent aider les personnes âgées à éviter les chutes et leurs conséquences potentiellement graves.

La recherche a également le potentiel de réduire les blessures. La mise en œuvre de pratiques axées sur la sécurité des médicaments contribuera à réduire les erreurs médicamenteuses, tandis que la prévention des infections du site opératoire aidera à prévenir la rupture des plaies.

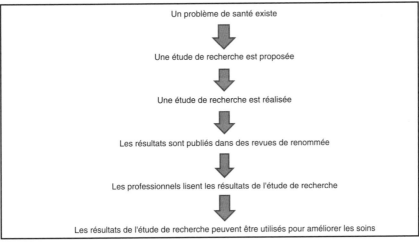

Le lien entre les soins et la recherche

L'acquisition de nouvelles connaissances requiert une approche systématique. Un projet **de recherche détaillé** décrivant le plan expérimental et comment les résultats seront utiles aux patients est rédigée. Le projet est soumis à l'approbation d'un comité d'éthique de la recherche et d'un organisme de financement de la recherche. Une fois toutes les approbations nécessaires reçues, la recherche est effectuée et les nouveaux résultats sont publiés sous forme **d'article de recherche** dans des revues professionnelles, des livres ou sur des sites Internet d'associations professionnelles. Chaque professionnel doit apprendre à lire ces articles de recherche afin de connaître les nouvelles découvertes et de juger si celles-ci peuvent être utilisées pour modifier la prise en charge des patients ou autrement.

Alerte!
Il est essentiel que la sécurité des patients ne soit jamais compromise lorsqu'on envisage de modifier la pratique.

Apprendre à lire des articles de recherche individuels est un bon point de départ et fait l'objet des chapitres 1 à 3. Comprendre les résultats d'une étude de recherche est une compétence fondamentale, mais la pratique professionnelle est rarement modifiée sur la base d'une seule étude de recherche. C'est plutôt l'accumulation de nouvelles connaissances à partir d'un certain nombre d'études qui convainc habituellement les professionnels de la santé et les administrateurs de modifier leur pratique. L'utilisation des résultats de la recherche pour éclairer la pratique est une deuxième compétence essentielle. Les organisations gouvernementales et le public s'attendent à ce que les praticiens, les administrateurs et les décideurs politiques utilisent les résultats de la recherche pour la planification et la prestation des soins ou encore pour le développement des services de santé. Bien sûr, le jugement individuel du praticien et les préférences du patient restent cruciaux pour la prise de décisions sur la prestation des soins de santé. La qualité de l'étude est primordiale. Comme pour tout, les études peuvent être plus ou moins bien faites.

Alerte!
Les études n'ont pas toutes la même valeur!

POURQUOI LIRE DES ARTICLES DE RECHERCHE?

* Trouver des solutions aux problèmes de santé qui rendent les soins aux patients efficaces et sûrs.

- Découvrir les points de vue des patients et de leur famille.
- Acquérir de nouvelles idées sur les technologies à venir.
- Mettre fin les pratiques de routine qui ne présentent aucun avantage.
- Mettre en lumière des pratiques économiques.
- Effectuer des projets **d'amélioration de la qualité** ou des devoirs scolaires.
- Répondre aux exigences des associations professionnelles en matière de **pratique fondée sur des données probantes**.
- Satisfaire des intérêts professionnels et personnels.

La principale raison de lire des articles de recherche est de disposer d'informations à jour et scientifiquement fondées afin d'administrer les meilleurs soins aux patients. Vos connaissances de base ne doivent pas être incomplètes ou obsolètes, et la recherche fournit les données les plus récentes. Une autre raison de lire des articles de recherche est que les patients et leurs familles utilisent Internet et sont de plus en plus au courant des résultats de la recherche. Vous devez être à la fine pointe des toutes dernières données scientifiques afin de les aider à comprendre ce qu'ils ont lu.

Dans le système de soins de santé concurrentiel et multidisciplinaire d'aujourd'hui, on assiste à une demande accrue de données probantes pour chaque profession. Et enfin, il est amusant et inspirant de lire un excellent travail de recherche. Par exemple, vous pourriez lire une étude innovante dont le but est de mieux gérer les symptômes liés aux traitements du cancer, aux soins palliatifs ou au diabète gestationnel. Si vous pensez que l'article a un certain mérite, vous pourriez même en discuter des résultats avec vos collègues ou camarades de classe. Au fur et à mesure que votre capacité à lire les résultats de la recherche et à en débattre de manière appropriée augmentera, vous gagnerez en confiance et serez récompensé de savoir que vous prodiguez des soins de pointe. De plus, vous impressionnerez peut-être vos collègues, supérieurs ou enseignants par votre capacité à remettre en question ou à défendre votre pratique en vous basant sur la recherche! En fin de compte, tous les professionnels de la santé doivent défendre leur prise de décision clinique. Il est par conséquent important que vous connaissiez et compreniez les études de recherche pertinentes pour votre pratique.

QUELQUES BONS CONSEILS SUR LA LECTURE D'ARTICLES DE RECHERCHE

Commencez à lire! Il est vrai que les articles de recherche ne sont généralement pas faciles à lire. Le processus peut être lent et fastidieux. Le langage que les chercheurs utilisent, en particulier dans les sections consacrées aux statistiques, peut vous sembler étranger. Beaucoup de gens pensent qu'ils ne sont pas en mesure de comprendre **des rapports de recherche**, de sorte qu'ils évitent de les lire.

Conseil

Cherchez des termes inconnus dans le glossaire de ce livre, dans d'autres manuels de recherche ou sur Internet. Utilisez un surligneur pour marquer des mots ou des phrases clés et travaillez avec un ami, un collègue ou un groupe de pratique lors de la lecture d'un article.

N'abandonnez pas la lecture d'une étude de recherche avant même de commencer et essayez de ne pas abandonner après le premier article. La tâche sera facilitée si vous continuez à lire lentement et dans les détails. Cela exige de la pratique! Comme toutes les compétences professionnelles, la lecture d'articles de recherche est une compétence qu'il est possible d'acquérir et qui s'améliore au fil du temps. Ne vous laissez pas submerger par les rapports ou même les sections sur les statistiques. Lisez et essayez de comprendre ce que vous pouvez, puis consultez vos collègues et des chercheurs sur tout ce qui n'est pas clair. Ils pourront peut-être vous aider, même s'il y aura des moments où tout le monde s'accordera à dire qu'un article prête à confusion. Il est important de garder à l'esprit que si vous ne pouvez pas comprendre certaines parties d'une publication, cela peut être dû à une mauvaise rédaction, et non à une mauvaise lecture.

Conseil

Une bonne dose de scepticisme aide à lire les articles de recherche.

Au fur et à mesure que vous en trouverez et en saurez davantage sur la recherche, vous verrez des références vers des revues systématiques des résultats de nombreuses études sur un sujet donné. Vous pourrez également prendre connaissance des **lignes directrices sur la pratique clinique** qui comprennent des recommandations d'associations professionnelles et du gouvernement pour les professionnels de la santé, la pratique et l'enseignement basées sur quantités d'études. Comprendre les méthodes utilisées dans les revues systématiques et les lignes directrices pour la pratique clinique exige des compétences plus avancées. Nous donnons un bref aperçu des revues systématiques au chapitre 3 alors que des lignes directrices sont introduites au chapitre 4.

CONSULTEZ LES FEUILLES DE TRAVAIL D'ACCOMPAGNEMENT DU LECTEUR

Après avoir lu ce livre et un article de recherche sur un sujet qui vous intéresse, utilisez les feuilles de travail au dos du livre pour vous aider à comprendre le contenu de cet article. Le chapitre 3 explique où trouver des articles de recherche. Si vous êtes passionné par un domaine de pratique particulier ou si vous avez une question sur quelque chose que vous avez vu ou vécu, choisir un article sur ce sujet rendra la lecture d'autant plus intéressante. Quatre feuilles de travail trouvées aux pages 68 à 95 fournissent des instructions simples pour lire et évaluer des études qualitatives, quantitatives et aux méthodes mixtes, ainsi que des revues systématiques. Une cinquième feuille de travail aux pages 96 et 97 aborde certaines questions essentielles sur l'utilisation des études de recherche dans votre pratique. Les feuilles de travail sont publiées sur le site Internet d'accompagnement de ce livre pour un simple téléchargement.

Lien vers le site Internet du livre http://evolve.elsevier.com/Davies/recherche/

2 Étapes simples pour lire des articles de recherche

Le chapitre 2 suit un plan de base semblable à celui d'un **article de recherche** et comprend une description des éléments importants habituellement présentés dans un article.

Sections typiques d'un article de recherche
- Titre, résumé
- Introduction ou contexte
- Méthodes
  - Plan de recherche, échantillon, milieu
  - Collecte des données et analyse des données
- Résultats et discussion

Ce plan peut servir de guide pour naviguer dans le labyrinthe de la recherche. Ne soyez pas surpris si les titres de chapitre de l'article que vous lisez diffèrent légèrement : chaque revue possède son propre format éditorial. Dans de nombreuses sections, nous vous suggérons des questions afin de faciliter le processus de lecture et d'évaluation d'un article de recherche.

Conseil

Vous trouverez peut-être utile de commencer par lire le résumé, l'introduction et la discussion afin de comprendre les principaux aspects du projet de recherche.

TITRE

Il présente le thème de l'étude.

1. Le thème semble-t-il attrayant?
2. Le thème est-il relié à vos champs d'intérêt ou à votre pratique?

Ne vous laissez pas intimider par les titres des rapports de recherche qui peuvent sembler longs et complexes. Recherchez dans le titre un sujet intéressant pour vous. Les titres peuvent comprendre la nature de l'étude, la population de patients, les méthodes, les interventions ou la théorie étudiée.

RÉSUMÉ

Il décrit brièvement ce que les chercheurs ont fait et leurs conclusions.

1. Les résultats seraient-ils utiles à votre pratique?
2. Souhaitez-vous en savoir davantage sur cette étude?

Habituellement, les réponses à ces questions se trouvent rapidement dans le résumé, au début de la majorité des articles. Suite à la lecture du résumé, vous décidez si le thème est intéressant ou semblable aux problèmes de soins de santé auxquels vous êtes confronté; continuez à lire le reste de l'article et examinez-le plus attentivement pour savoir si les renseignements qu'il comporte vous sont utiles.

INTRODUCTION

Elle décrit le contexte du problème ou la question de santé étudiée, résume la documentation existante sur le sujet et peut énoncer les questions, les objectifs et peut-être les hypothèses de l'étude, à savoir le « pourquoi.» de cette étude.

1. Quel est le problème présenté?
2. Quel est le but ou la question de recherche?
3. Quels sont les concepts clés ou les variables (p. ex. douleur, problèmes liés à la vaccination, estime de soi)?
4. Existe-t-il une théorie ou un cadre conceptuel sous-jacent?
5. La majorité des références sont-elles récentes (c.-à-d., de moins de 5 à 10 ans)?
6. D'autres articles écrits par des experts sont-ils cités en tant que sources?

Les articles de recherche commencent par une description du problème et une justification de l'étude. Si vous ne comprenez pas en quoi consiste l'étude, n'abandonnez pas maintenant! Cela deviendra probablement plus clair au fil de votre lecture. Même si la question de recherche n'est pas énoncée clairement, l'étude elle-même peut en valoir la peine, alors poursuivez votre lecture. Cette section introductive présente les idées centrales de l'étude. Ces idées peuvent être définies au sens large comme **des concepts** ou précisément définies comme **des variables** afin de pouvoir mesurer les propriétés. Dans certaines études, les chercheurs testent une hypothèse. L' **hypothèse** énonce la relation prédictive entre deux variables ou plus en lien avec le but de l'étude.

L'introduction doit en principe présenter un sommaire des autres sources de référence et articles récents (une revue de littérature), décrivant ce qui est connu sur le sujet et les lacunes au niveau des connaissances. Quant aux citations de références, il est possible d'en mentionner certaines parmi les plus anciennes, si importantes et classiques, mais la plupart devraient être récentes. Après avoir lu quelques études sur le même thème, vous commencerez à reconnaître les noms des spécialistes dans ce domaine, car ces auteurs seront les plus fréquemment cités. En raison de la restriction de la longueur d'une publication, il est possible d'abréger la section consacrée à la revue de littérature.

La section Introduction peut comprendre une description de la théorie utilisée pour définir le cadre de l'étude.

Questions théoriques

Les études peuvent s'appuyer sur une théorie existante ou bien élaborer une nouvelle théorie s'il n'en existe pas. Plusieurs scientifiques indiquent quel cadre théorique a guidé leur recherche. Cela peut aller d'un système de croyances de base ou d'une vision du monde (paradigme), par exemple, le constructivisme **subjectif** ou le positivisme **objectif**—à une théorie spécifique sur un sujet pertinent–par exemple, le soutien social. Les chercheurs peuvent travailler dans un cadre idéologique particulier, par exemple, **la théorie critique**, qui est une perspective philosophique visant à examiner de façon critique les questions sociétales que sont la domination, la lutte sociale ou l'aliénation, dans le but de parvenir à un changement culturel ou social. Ce cadre idéologique scrute les enjeux de classe, de race ou de genre. Plus précisément, **la recherche portant sur le féminisme** peut utiliser un certain nombre de plans de recherche pour étudier les problèmes associés au genre. Il est possible d'utiliser deux théories ou plus dans une étude; par exemple, une approche élargie de la théorie critique peut servir à soutenir l'étude et une théorie spécifique à l'enseignement aux patients peut servir à orienter les questions de recherche.

Conseil

Les commentaires reliés à la théorie peuvent vous paraître déroutants et difficiles à comprendre. Ne vous laissez pas abattre!

Types de méthodes de recherche : méthodes qualitatives, quantitatives et mixtes

La prochaine section, les Méthodes, décrit les approches de la recherche incluant leurs techniques respectives de collecte de données et d'analyse, y compris une description de l'importante question de la rigueur. Il existe des différences importantes entre les trois principales approches de la recherche en soins de santé. L'une des différences se rapporte à l'utilisation de théories : les visions du monde (paradigmes) ou croyances sous-jacentes relatives à l'essence même de la réalité diffèrent. **La recherche qualitative** adopte une approche holistique pour comprendre et théoriser, tandis que **la recherche quantitative** fait appel à une approche objective pour expliquer et prédire les événements. **La recherche par méthodes mixtes** prend une approche théorique pragmatique pour résoudre les problèmes.

Une autre différence se situe au niveau des normes utilisées pour le choix de l'échantillon, de sa taille et des stratégies d'analyse des données. En termes simples, les plans de recherche qualitative impliquent l'analyse de mots, d'observations ou autres moyens pour décrire et interpréter leur signification afin de répondre à la question de recherche. La recherche quantitative implique l'analyse de chiffres pour répondre à la question de recherche. Bien sûr, les études à méthodes mixtes peuvent impliquer les deux.

La rigueur fait référence aux mesures prises pour garantir avec confiance que les résultats de l'étude s'approchent de la vérité et ne sont pas indûment influencés ou biaisés par d'autres facteurs. Les stratégies pour garantir la rigueur varient aussi selon l'approche de la recherche.

MÉTHODES

Elles décrivent les techniques utilisées pour la conduite de l'étude, y compris le plan, l'échantillon, le milieu, la collecte et l'analyse des données, c'est-à-dire le « comment ».

Conseil
L'ordre d'apparition des techniques de l'étude décrites dans les articles de recherche varie énormément … Donc, soyez prêt à fouiller pour trouver ces renseignements.

Plan de recherche

Le plan d'ensemble pour répondre à la question de recherche.

1. Quelle est l'approche de la recherche? La méthode utilisée dans l'étude est-elle quantitative, qualitative ou une combinaison des deux méthodes?
2. Quel est le plan de recherche établi pour répondre à la question de recherche?

Conseil

Certains articles ne mentionnent pas le type de plan de recherche utilisé, mais peuvent néanmoins fournir des informations précieuses, alors poursuivez la lecture.

Élaborer un plan de recherche est une spécialité en soi, et il est quasiment impossible d'obtenir un plan parfait applicable à la recherche sur la pratique des soins de santé. Lorsqu'aucun plan n'est mentionné, l'article devrait fournir le but et la les méthodes de l'étude afin qu'il soit possible de comprendre comment l'étude a été réalisée.

Enjeux éthiques de la recherche

Toutes les études doivent faire l'objet d'un examen et d'une approbation éthiques. Les enjeux éthiques de la recherche impliquent trois principes essentiels : (1) le respect de la personne (2), le souci du bien-être et (3) la justice. Repérez les enjeux éthiques tout au long de la lecture du rapport. Vous ne trouverez peut-être qu'une ou deux phrases reliées aux aspects éthiques dans le plan de recherche ou la section consacrée aux limites de l'étude. Parfois, les restrictions éditoriales limitent ces renseignements ou les excluent totalement. Toutefois, il est important de garder les aspects éthiques à l'esprit, surtout si les résultats de l'étude vous semblent applicables à votre pratique dans l'avenir.

Posez-vous les questions suivantes :
- La dignité humaine a-t-elle été respectée?
- Le processus d'obtention du consentement éclairé est-il mentionné?
- Un déséquilibre de pouvoir aurait-il pu provoquer une coercition, une pression envers les participants?
- Les participants sont-ils vulnérables (p. ex. des enfants ou des adultes qui ne sont pas physiquement ou mentalement aptes à participer de manière appropriée à l'étude)?
- L'étude préserve-t-elle la vie privée et la confidentialité des participants?
- Les procédures (actes médicaux et examens) de l'étude ont-elles ou auraient-elles pu être préjudiciables aux participants?
- Les participants ont-ils été traités équitablement, avec respect et sollicitude?

Partie 1 : Méthodes des plans de recherche qualitative

La recherche qualitative vise la compréhension du sens profond de la vie telle qu'elle se déploie en milieu naturel sans manipulation. Le but est d'étudier les perceptions et les expériences des personnes afin de dresser un portrait complexe et holistique de la question. Les plans de recherche qualitative résultent de questions de recherche reliées aux significations d'une question d'ordre social ou humain à l'intérieur d'un contexte particulier. Ces plans utilisent **une analyse inductive** (p. ex. travailler à partir de données spécifiques vers des conclusions extraites plus larges). Ils peuvent également exploiter des **stratégies émergentes** flexibles (par exemple modifier la stratégie d'échantillonnage pour explorer un concept identifié dans l'analyse des données).

Les plans de recherche qualitative sont souvent utilisés lorsque les connaissances sont limitées dans un domaine qu'on doive davantage explorer certains aspects relevant d'études quantitatives peu nombreuses ou ayant soulevé des questions qui demeurent sans réponse. Les résultats des méthodes qualitatives peuvent altérer les idées préconçues à l'égard d'expériences de la maladie ou des sentiments des patients. Ces résultats peuvent servir à comprendre les différences de significations entre les cultures, les religions ou les genres. À titre d'exemple, des études ont été menées auprès de sans-abris, d'endeuillés et d'immigrants en matière de soins de santé. Certaines politiques hospitalières ont été modifiées en se basant sur les résultats d'études qualitatives menées auprès de familles lors de visites en soins de santé.

> **Alerte!**
> Vous verrez souvent des termes généraux utilisés pour décrire une étude qualitative, comme *description qualitative*, plutôt que l'un des modèles classiques.

Plans de recherche qualitative courants

- Recherche phénoménologique (phénomélogie / philosophie)
- Recherche théorique ancrée (théorisation ancrée / sociologie)
- Recherche ethnographique (anthropologie)
- Recherche narrative (théorie socioculturelle)
- La recherche-action participative* (théorie sociale critique/ théorie des conflits)
- Recherche d'études de cas (études urbaines, science politique)*
- Recherche historique (histoire)*

*Ces plans de recherche peuvent être utilisés avec des méthodes qualitatives ou quantitatives.

La recherche phénoménologique cible la signification des expériences des personnes à l'égard de certains phénomènes. Les deux principales approches sont descriptives et interprétatives (herméneutiques). La première vise à décrire l'expérience telle que vécue par les participants de l'étude. La seconde exige que le chercheur étudie la situation au-delà de la simple description et fasse une interprétation de l'expérience. Les deux acceptent que c'est *la perception de la personne elle-même* qui importe, et ceci définit la réalité de l'expérience vécue par cette personne. Pendant la collecte des données, chercheurs et participants peuvent mener une conversation approfondie. Les thèmes d'étude les plus indiqués pour cette approche sont les expériences fondamentales de la vie, comme la signification de la mort d'un enfant pour les parents.

La théorie ancrée (théorisation ancrée / sociologie) vise à prendre en compte un processus ou des modes de comportement pertinents pour les participants à l'étude en théorisant à partir du contenu des données. Les données sont recueillies et analysées simultanément en **comparant constamment** de nouvelles données aux renseignements déjà recueillis et à la théorie en cours de développement. À mesure que la théorisation progresse, des catégories émergent des données et une catégorie clé peut devenir évidente. Les propriétés de la catégorie et les relations entre les propriétés sont vérifiées par un échantillonnage théorique (c.-à-d., en sélectionnant de manière flexible des sources de données qui peuvent venir s'intégrer à la compréhension du modèle). Le processus qui consiste à apporter un soutien émotionnel aux patients pourrait être étudié par théorisation ancrée.

La recherche ethnographique a pour but de comprendre la vision du monde d'un groupe culturel. Cela implique généralement un long travail d'observation **sur le terrain** dans le milieu culturel d'intérêt. Les données sont interprétées selon la signification accordée aux actions et événements par les participants. Des notes de terrain sont prises pendant l'observation, et une **description condensée**, ou un compte rendu très détaillé, des comportements et des pratiques culturelles est rédigé. Le personnel d'une salle d'urgence serait un exemple intéressant d'une culture à étudier avec ce plan de recherche.

La recherche narrative repose sur l'hypothèse que les personnes organisent leurs expériences en histoires ou en récits. Le chercheur examine un récit écrit ou oral décrivant une série d'événements qui se sont produits au fil du temps. Les événements sont importants pour la personne racontant l'histoire ou pour l'auditoire (le chercheur). Les personnes qui exposent leurs récits incluent le contexte, qui les relie à leur milieu social et culturel. L'analyse narrative interprète et explique en clarifiant l'importance des événements sur le plan des retombées qui en résultent. Par exemple, le vécu du cancer du sein pourrait être étudié par cette méthode.

La recherche-action participative s'efforce d'obtenir une pleine collaboration entre les chercheurs et les personnes qui perçoivent un problème et un besoin de changement. Ils s'engagent ensemble dans un processus de recherche, de la conception de l'étude à sa conclusion. La collaboration entre les chercheurs et le groupe de participants génère à la fois de nouvelles connaissances et une solution au problème identifié. Cette approche offre un moyen d'étudier le problème de manière systématique et de le résoudre par la prise de mesures pertinentes pour les participants. Dans la recherche-action participative, la responsabilisation ou l'absence d'influence oppressive qui est devenue une partie du statu quo constitue un objectif en soi (par exemple, une étude sur une communauté d'un centre-ville avec des antécédents de violence).

La recherche par étude de cas est une étude approfondie d'une situation ou d'un événement (le cas). Le sujet du cas pourrait être une seule personne ou un groupe. Cela pourrait également être un établissement comme un hôpital ou une collectivité. Le cas réfère habituellement à un incident « circonscrit » ou limité plutôt qu'à une situation diffuse non spécifique. Par exemple, un service de soins de réanimation ou un bureau de santé publique pendant une pandémie pourrait faire l'objet d'une étude de cas. Le cas peut être complexe ou simple, mais doit être un système intégré. Le sujet présenté dans le cas subit un examen approfondi décrivant en détail le contexte et les activités habituelles, et l'étude vise à comprendre les enjeux reliés aux antécédents, au développement et aux circonstances du sujet du cas. La recherche comparative d'étude de cas est une forme plus complexe impliquant plus d'un cas.

La recherche historique étudie les caractéristiques et les tendances à partir d'événements passés et leur pertinence avec le présent. Il y a plusieurs formes de recherches historiques, dont les recherches historiques bibliographiques ou sociales. Les historiens utilisent souvent du matériel écrit ou illustré à titre de données, mais aussi des objets physiques du passé. Naturellement, l'authenticité des sources de données est d'importance capitale pour l'étude. Les pratiques cliniques d'antan peuvent être examinées sous l'angle de méthodes historiques. Par exemple, les expériences auxquelles les premières infirmières en santé publique ont été confrontées représentent des études fascinantes et instructives.

Gardez les yeux ouverts sur *la description interprétative*, une approche qualitative qui gagne en popularité en raison de son lien avec l'application des résultats dans la pratique. Cette approche découle des soins infirmiers, qui est une pratique appliquée. Cette approche n'est pas limitée par une vision théorique classique de la recherche, mais fonctionne à partir d'un problème clinique jusqu'à une conclusion pertinente à l'application dans une situation de pratique. Des méthodes appropriées de collecte et d'analyse de données qualitatives sont utilisées.

Conseil

Vous pourriez préférer débuter vos lectures de recherche par des études qualitatives, car les données citées dans la section Résultats font de la recherche quelque chose de vivant et plus facile à comprendre que certaines techniques statistiques des études quantitatives.

Rigueur des études qualitatives

Dans toutes les études, la question de la qualité est très importante. Vous verrez différents termes utilisés pour décrire cet aspect de la recherche : *rigueur, fidélité, validité, vérification et fiabilité*. Dans les études qualitatives, le mot **fiabilité** (rigueur) fait référence aux mesures prises pour garantir que les procédures de l'étude répondent à des normes strictes et que les résultats sont crédibles. Tout au long de l'étude, les stratégies de vérification sont effectuées afin d'assurer la rigueur en vérifiant et en confirmant chacune des étapes du processus. Ces stratégies doivent être décrites dans le texte. L'échantillon, la collecte des données et les méthodes d'analyse doivent être pertinents à la question de recherche et au plan de recherche. Il convient de prendre des mesures pour renforcer la rigueur de l'étude au moment de la collecte des données (p. ex. entretiens enregistrés). L'échantillonnage et le milieu doivent aussi être décrits en détail. Des citations ou des exemples de données fournis devraient offrir du matériel permettant de juger de la qualité de l'interprétation du chercheur. Aussi, différentes étapes sont décrites, dont certaines sont spécifiques au plan de recherche utilisé. Par exemple, **la réduction phénoménologique** est une technique en phénoménologie descriptive servant à identifier les préconceptions du chercheur sur le sujet afin de les mettre en retrait et d'éviter la contamination par ses opinions. De nouvelles méthodes et terminologies d'évaluation des études qualitatives émergent et des critères spécifiques à chaque méthode de plan de recherche sont élaborés.

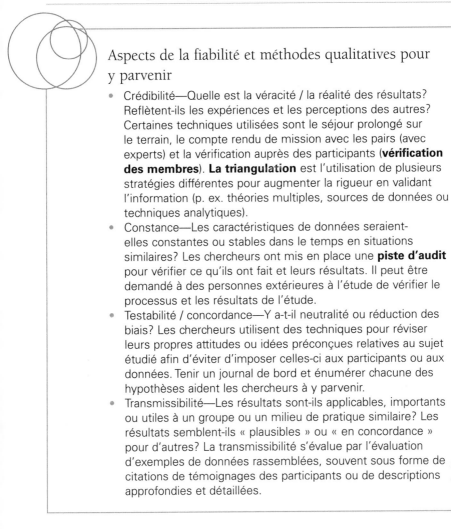

Aspects de la fiabilité et méthodes qualitatives pour y parvenir

- Crédibilité—Quelle est la véracité / la réalité des résultats? Reflètent-ils les expériences et les perceptions des autres? Certaines techniques utilisées sont le séjour prolongé sur le terrain, le compte rendu de mission avec les pairs (avec experts) et la vérification auprès des participants (**vérification des membres**). **La triangulation** est l'utilisation de plusieurs stratégies différentes pour augmenter la rigueur en validant l'information (p. ex. théories multiples, sources de données ou techniques analytiques).
- Constance—Les caractéristiques de données seraient-elles constantes ou stables dans le temps en situations similaires? Les chercheurs ont mis en place une **piste d'audit** pour vérifier ce qu'ils ont fait et leurs résultats. Il peut être demandé à des personnes extérieures à l'étude de vérifier le processus et les résultats de l'étude.
- Testabilité / concordance—Y a-t-il neutralité ou réduction des biais? Les chercheurs utilisent des techniques pour réviser leurs propres attitudes ou idées préconçues relatives au sujet étudié afin d'éviter d'imposer celles-ci aux participants ou aux données. Tenir un journal de bord et énumérer chacune des hypothèses aident les chercheurs à y parvenir.
- Transmissibilité—Les résultats sont-ils applicables, importants ou utiles à un groupe ou un milieu de pratique similaire? Les résultats semblent-ils « plausibles » ou « en concordance » pour d'autres? La transmissibilité s'évalue par l'évaluation d'exemples de données rassemblées, souvent sous forme de citations de témoignages des participants ou de descriptions approfondies et détaillées.

L'échantillonnage et le milieu

Décrivent les participants à l'étude et le milieu dans lequel l'étude s'est déroulée.

1. Quelles sont les caractéristiques des participants (p. ex. âge, genre, expérience)
2. Quelles sont les techniques d'échantillonnage pour choisir les participants (p. ex. comment ont-ils été sélectionnés)?
3. Sur quelle base la taille de l'échantillon a-t-elle été déterminée?
4. Dans quel milieu les données ont-elles été recueillies (p. ex. service hospitalier achalandé, à domicile, dans une communauté)?
5. Le milieu est-il similaire à l'un de ceux que vous connaissez?

Les échantillons qualitatifs sont délibérément choisis en raison de leur aptitude à fournir la meilleure information sur le sujet étudié. Une autre technique que vous verrez est l'échantillonnage par « boule de neige » qui consiste à demander au premier participant sélectionné de suggérer d'autres participants. Souvent la taille finale de l'échantillon est déterminée pendant la collecte et l'analyse des données, lorsqu'aucun nouveau renseignement n'est obtenu (ce qui porte le nom de **saturation des données** ou redondance de l'information). Le nombre de participants peut rester petit étant donné que les analyses statistiques de nombres sont inutiles; de grands échantillons (p. ex., une communauté) ne sont pas requis, mais peuvent être utilisés. Un plan de recherche d'étude de cas peut utiliser un seul participant, une seule organisation ou plusieurs cas. En règle générale, la taille de l'échantillon peut être plus petite si l'échantillon est homogène (p. ex. des physiothérapeutes) plutôt qu'hétérogène (p. ex. tous les patients d'un service de chirurgie). Également, une question de recherche couvrant un sujet bien défini plutôt qu'un sujet plus large requiert un plus petit échantillon pour atteindre la saturation des données.

Une étude qualitative est habituellement effectuée en milieu naturel, souvent appelé « le terrain » (p. ex. un service aux patients ou un centre communautaire). Les chercheurs peuvent mettre un temps considérable à obtenir l'accès à un milieu et font tout ce qu'ils peuvent pour mettre les participants à l'aise au sujet de l'étude et du processus de collecte des données.

Conseil

L'article doit fournir une description complète de l'échantillon et du milieu.

Collecte des données

Elle décrit la méthode utilisée pour recueillir les informations/données de l'étude.

1. Quelles sont les données recueillies (p. ex. caractéristiques des participants, photographies, expériences personnelles, récits)?
2. Comment les données sont-elles recueillies (p. ex. entretien, groupe de discussion, observation)? Les données qualitatives peuvent provenir d'une source unique ou de plusieurs sources permettant ainsi de valider les renseignements (triangulation). La recherche qualitative exige un engagement profond de la part du chercheur qui est, en réalité, « l'instrument » à la fois de la collecte et de l'analyse des données. Les

chercheurs peuvent recueillir des données lors d'entretiens **non structurés** ou **semi-structurées, auprès de groupes de discussion**, et en observant le phénomène d'intérêt et en prenant des notes de terrain. Des documents peuvent servir de données (par exemple des lettres, des journaux personnels, des politiques d'agences ou des articles de presse écrite).

L'analyse des données et des résultats

Elle présente les méthodes utilisées pour l'analyse des données et des résultats ou constatations.

1. Quelles sont les méthodes d'analyse de données utilisées?
2. Quels sont les principaux résultats de la recherche?
3. La description des résultats est-elle exhaustive?

L'analyse de **données qualitatives** nécessite de travailler de façon inductive pour codifier les données. Les paroles ou **métaphores des participants** sont des points de départ importants. Les codifications servent à former des catégories plus larges. Les catégories ou relations conceptuelles sont généralement utilisées pour décrire ou expliquer les phénomènes d'intérêt. Vous pourriez lire des études dans lesquelles les catégories de données servent à former des thèmes ou à générer une théorie. Des figures et diagrammes sont aussi utilisés pour illustrer les idées. Habituellement, peu de données chiffrées sont utilisées et servent surtout à décrire les participants (échantillon) de l'étude. Dans les articles de recherche qualitative, vous pourriez parfois trouver la section « Constatations » ou la section « Résultats' intégrée » à la section « Discussion ». Les chercheurs essaient délibérément de trouver des cas négatifs infirmant les preuves, ou des explications concurrentes afin de confirmer la validité de l'étude et d'affiner les analyses, prenant en compte tous les cas.

Consultez l'Institut international de méthodologie qualitative sur le site : https://www.ualberta.ca/international-institute-for-qualitative-methodology/index.html

Partie 2 : Méthodes des plans de recherche quantitative

La recherche quantitative en soins de santé implique l'usage de techniques mathématiques afin de calculer ou de mesurer certaines caractéristiques. Le but est de décrire, de comparer ou de prédire des caractéristiques ou des variables. Le chercheur doit expliquer comment les variables ont été mesurées. Les renseignements relatifs aux variables sont habituellement inclus dans la section « Méthodes » dans la description de la collecte des données. Parfois, les variables sont définies et décrites parallèlement à la théorie qui oriente l'étude. Il existe de nombreux thèmes intéressants pour la recherche qui peuvent être quantifiés, tels que les attitudes (facteurs psychologiques), les typologies génétiques (facteurs biologiques), les réseaux de soutien (facteurs sociaux), l'accès aux dispositifs techniques (technologie de l'information) et le leadership (facteurs organisationnels), pour ne citer que quelques exemples.

Variables quantitatives

Il existe trois types de variables de base :
1. **Variable expérimentale** (indépendante) : l'intervention ou le traitement manipulé (p. ex. stratégies de conseil personnel ou en groupe, ou Tai-chi pour traiter l'arthrite rhumatoïde).
2. **Variable de résultats** (dépendante) : la caractéristique de mesure afin de démontrer les résultats (p. ex. nombre de cigarettes fumées, taux d'infection ou niveau d'anxiété).
3. Autres variables (**variables exogènes**) : autres facteurs qui peuvent influer sur les résultats de l'étude (p. ex. âge, quantité de cigarettes fumée, nombre de tentatives antérieures d'abandon du tabagisme, présence du chercheur ou personnel disponible dans le service).

Le chercheur tente d'identifier les variables exogènes possibles avant le début de l'étude afin de limiter leur influence sur les résultats. L'influence possible de ces variables sur les résultats peut être contrôlée soit par le choix du plan de recherche, soit par des techniques statistiques ou encore les deux. À titre de praticien, vous êtes en position idéale pour identifier d'autres variables que le chercheur pourrait avoir négligées et en noter l'influence sur les résultats (p. ex. dans une étude sur l'asthme, le conjoint est un grand fumeur).

En règle générale, une **approche déductive** est utilisée, ce qui signifie que les chercheurs sont à l'affût de faits, de renseignements ou de théories déjà connues pour élaborer le plan de recherche. Si peu de recherches ont été menées sur le sujet, une étude exploratoire de base est alors requise, comme une enquête (c.-à-d. une étude descriptive). Au contraire, si une grande quantité d'études antérieures ont été effectuées, il est alors possible de concevoir des études sur la base des résultats connus afin de tester l'utilité possible des interventions (c.-à-d. une étude comparative). Une intervention utile testée auprès de deux populations issues de milieu à haut et à faible revenu dans de nombreux pays a servi de base à l'Organisation mondiale de la Santé dans l'introduction d'une liste de contrôle de la sécurité chirurgicale à l'attention des équipes de chirurgiens, anesthésistes et infirmiers. Les résultats ont dévoilé que le nombre de complications, y compris les décès, diminuait de façon constante lorsque la liste était utilisée comparativement à l'absence d'une telle utilisation (voir http://www.who.int/patientsafety/safesurgery/en/).

La recherche quantitative prédictive a fourni d'importants résultats quant aux facteurs associés à la santé cardiaque, comme l'obésité, la tension artérielle, le tabagisme et le manque d'exercice. Il ne suffit pas de simplement connaître ces facteurs de risques. En recherche quantitative, l'étape suivante est de tester des interventions susceptibles de prévenir ou de réduire ces facteurs. Par exemple, des outils électroniques axés sur le patient et dérivés de la recherche pour modifier les facteurs de risques sont disponibles en ligne.

Outils électroniques pour la santé

https://www.heartandstroke.ca/get-healthy/health-etools

Plans de recherche quantitative courants

Expérimental
- Essai randomisé contrôlé (ERC)

Quasi-expérimental
- Prétest / post-test avec groupe témoin (sans répartition aléatoire)
- Séries chronologiques

Non expérimental
- Étude de cohorte
- Étude de cas-témoin
- Corrélationnel
- Enquête

Plans expérimentaux

Les trois caractéristiques essentielles des plans expérimentaux :

1. *Répartition aléatoire* (affectation aléatoire des participants à des groupes)
2. *Comparaison* (groupes témoins) ou ceux recevant des soins habituels à titre de comparaison avec le groupe expérimental recevant un traitement ou subissant une intervention particuliers
3. *Intervention* (un traitement particulier ou procédure particulière, tel un programme de congé précoce)

Les expériences effectuées en milieux de soins de santé s'intitulent **essais cliniques contrôlés randomisés (ECR)** ou essais cliniques. **La répartition aléatoire** ou randomisation est une méthode d'affectation d'un participant, qu'il s'agisse d'un individu ou d'un groupe, dans un groupe d'intervention (expérimental) ou un groupe de comparaison (témoin), fondée sur l'égalité des chances. Une table de nombres aléatoires sert habituellement d'instrument pour la répartition dans les groupes. Le groupe expérimental reçoit alors un traitement particulier ou subit une intervention spécifique, comme un programme d'enseignement. La distribution aléatoire dans les groupes revêt un caractère d'importance, car la répartition aléatoire peut aussi inclure un deuxième niveau important de sélection aléatoire à partir de la population potentielle dans un effort d'obtenir un échantillon représentatif et ainsi permettre de généraliser les résultats à la population. Un patient unique ou un professionnel de la santé peut être l'unité de la répartition aléatoire; toutefois, il est de plus en plus courant de répartir les groupes ou grappes (p. ex. équipes, services ou établissements) selon un modèle **d'essai contrôlé randomisé en grappes**. Le travail préparatoire à réaliser est énorme avant la conduite d'ECR dans le domaine des soins de santé. Des études de phase un et deux qui utilisent des plans non expérimentaux sont en premier lieu réalisées pour étudier la sécurité et les aspects inhérents à la conception de l'intervention, à sa faisabilité et à son acceptabilité. Si les résultats de ces premières étapes sont bons, des ECR complets sont réalisés pour évaluer l'efficacité (conditions idéales) ou l'efficience (conditions habituelles) des interventions.

Lors d'un ECR, les chercheurs tentent de tester une hypothèse. L'hypothèse énonce la relation prédictive entre au moins deux variables associées au traitement (p. ex. les patients cardiaques [échantillon] qui reçoivent une formation concernant leur médicament et le contrôle des symptômes [variable de traitement] seront plus confiants envers la prise en charge de leurs soins autoadministrés [variable de résultat]).

Il manque au moins une des trois caractéristiques ci-dessus aux plans de recherche quasi-expérimentaux ou « presque expérimentaux ». Typiquement, c'est la répartition aléatoire qui est absente ou non réalisable. Un exemple est un **plan de recherche prétest / post-test** ou avant/après. Parfois, en recherche sur les soins de santé, il est difficile d'effectuer une expérimentation pour des raisons éthiques. À titre d'exemple, vous ne pouvez pas affecter de façon aléatoire une personne à fumer ou ne pas fumer. Quelquefois, les données sont recueillies à plusieurs moments (points temporels de collecte) avant et après une intervention, ce qui correspond à **un plan de recherche à séries chronologiques (ou temporelles)**. Par exemple, il est possible d'introduire une intervention dans une salle d'opération, comme un nouveau matelas anti-escarres et diminuer ainsi le risque d'ulcères de pression lors d'une chirurgie orthopédique chez les patients âgés. Durant les deux années suivantes, des données seront colligées tous les quatre mois auprès de cette population afin de comparer les résultats, dont le taux et le type d'ulcère de pression. L'intervention (matelas anti-escarres) peut être stoppée ou interrompue; dans un tel cas, on parle *d'un plan à séries chronologiques interrompues*. Le but est de déterminer si l'intervention continue à offrir un avantage. Des mesures de résultats à de multiples moments sont recommandées afin de mieux déterminer le profil des résultats.

Plans de recherche non expérimentaux

Une **étude de cohorte** compare deux ou plusieurs groupes différents au fil du temps. Un exemple serait d'étudier le risque de cancer colorectal auprès de personnes suivant un régime alimentaire à faible niveau de gras et à haute teneur en fibre, et de les comparer à une population suivant un régime alimentaire régulière. Une **étude de cohorte prospective** est une étude qui suit des personnes au cours du temps pendant une longue période. En revanche, le terme **rétrospective** se rapporte à des événements antérieurs, impliquant souvent l'utilisation de dossiers de soins de santé antérieurs.

Les études cas-témoins impliquent l'appariement de patients de type semblable qui reçoivent le traitement (c.-à-d., les cas) avec des patients qui ne reçoivent pas le traitement (c'est-à-dire, les témoins). Par exemple, des femmes dont les grossesses sont à risque élevé et recevant des soins à domicile (cas) sont appariées à des femmes dont les grossesses sont à risque élevé et ne recevant que les soins hospitaliers habituels (témoins). L'étude est réalisée afin de comparer la satisfaction des femmes et de leur famille.

Une **étude corrélationnelle** met l'accent sur la description des relations entre des facteurs. Un exemple est la relation entre le lieu de décès privilégié d'une personne (p. ex. au domicile) et le lieu réel du décès (p. ex. à l'hôpital). Faites attention à l'interprétation des résultats dans ces études, car le chercheur étudie des facteurs pré-existants et les différences identifiées dans les résultats pourraient relever de situations préexistantes ou d'autres facteurs concomitants (p. ex., conjoint frêle et âgé, accès aux soins à domicile). Des renseignements supplémentaires sur les résultats de corrélation sont décrits dans la section « Statistiques ».

Les enquêtes (ou sondages) servent à obtenir de l'information auprès d'un groupe ou d'une population sur un sujet d'intérêt. Le but peut être de connaître la fréquence d'un comportement ou de décrire et comparer certaines attitudes. Par exemple, quelles sont les attitudes des infirmier(ère)s, sages-femmes et obstétriciens à l'égard de la collaboration multidisciplinaire en soins maternels? Veuillez noter que l'utilisation d'un questionnaire structuré comportant quelques questions ouvertes, permettant aux participants d'exprimer leur opinion, n'en fait pas pour autant une recherche « qualitative ». Le chercheur utilise un processus de codification simplifié comparable aux méthodes de recherche qualitative, mais le principe général de l'étude demeure une tentative de quantification, et elle est donc considérée comme une étude quantitative et non qualitative. **Les enquêtes longitudinales** comprennent souvent des suivis répétés sur une longue période, comme l'Étude longitudinale canadienne sur le vieillissement. Cette étude fait un suivi 50 000 hommes et femmes âgés de 45 à 85 ans lors du recrutement en 2009. Ces personnes seront suivies jusqu'en 2033 ou bien jusqu'à leur décès. Le but de l'étude est d'identifier des moyens permettant aux personnes de vivre longtemps en bonne santé.

La recherche secondaire ou les analyses secondaires utilisent des données quantitatives ou qualitatives collectées antérieurement pour répondre à de nouvelles questions de recherche. Par exemple, des données nationales ont été collectées concernant le travail et la santé des infirmier(ère)s. Par la suite, un chercheur a voulu comprendre la satisfaction au travail des infirmier(ère)s en santé publique seulement. La permission des chercheurs initiaux et l'approbation éthique étaient requises. Il existe des ensembles de données accessibles au public en Australie, aux États-Unis et au Canada sur des sujets comme la formation d'infirmier(ère)s praticien(ne)s et l'hésitation à se faire vacciner.

Rigueur des études quantitatives

La rigueur d'un plan de recherche quantitative se définit au niveau de la validité interne et externe du plan. Cependant, le terme *rigueur* est un terme courant. La rigueur est également utilisée pour désigner la robustesse des outils de collecte de données sélectionnés et est définie au niveau de la **fidélité** et **de la validité** des mesures ou des outils dans la section consacrée à la collecte de données. Essayez de penser à des facteurs se produisant au cours des opérations d'une étude en particulier (**validité interne**) autres que les traitements qui auraient pu biaiser les résultats. Par exemple, y a-t-il d'autres disciplines ou groupes communautaires qui offrent simultanément des programmes d'enseignement sur la nutrition à des sous-groupes sélectionnés pouvant influencer les résultats? En outre, essayez de penser aux facteurs qui sont apparus au cours de l'étude qui compliquent l'application des résultats de l'étude à d'autres milieux (**validité externe**) y compris le vôtre. Par exemple, si vous travaillez en milieu rural, des problèmes d'accès à des services de soutien ou de disponibilité à ces services pourraient différer grandement et affecter les possibilités de généralisation ou la validité externe des résultats à votre milieu.

Sources de biais

Les sources de biais sont des facteurs qui déforment les résultats d'une étude. *Le biais* peut désigner une erreur systématique ou une erreur aléatoire. Le but est de tenter de se protéger contre les biais. Pensez au risque de biais dans son ensemble. Y a-t-il de multiples enjeux (inquiétudes/ préoccupations) et un risque élevé de biais ou peu d'enjeux et donc un faible risque de biais?

- **Biais de sélection** : influences qui altèrent la manière dont les participants ont été affectés aux groupes d'étude (p. ex. les participants en meilleure santé reçoivent le nouveau traitement médicamenteux alors que ceux en moins bonne santé reçoivent les soins habituels). L'utilisation d'une procédure de sélection aléatoire peut réduire ce risque.
- **Biais d'attrition** : influences qui agissent sur la participation durant l'étude (p. ex. un taux élevé de refus, la non-participation d'un groupe particulier de personnes, les taux d'abandon des participants ou de mortalité). Recherchez les données incomplètes de résultats et les explications fournies par les auteurs.
- **Biais de mesure** : influences ou distorsions affectant la façon dont les données ont été colligées (p. ex., pèse-personne qui affiche toujours 2 kg de trop, brassard de sphygmomanomètre inexact ou questionnaire non valide).
- **Biais de rendement** (contamination, co-intervention) : influences affectant l'étude (p. ex. praticiens sachant qu'ils faisaient partie de l'étude, connaissance des traitements/ placebo des participants, soins supplémentaires non prévus à l'un ou aux deux groupes). Les interventions administrées à l'aveugle peuvent réduire ce risque.
- **Biais de notification** : influences qui agissent sur la sélection des résultats publiés par les chercheurs ou les éditeurs de revues (dissuasion de publier des résultats négatifs, difficultés à interpréter des résultats mitigés ou incohérents, enthousiasme accru à publier des résultats positifs ou ceux n'appuyant qu'une seule hypothèse).

Alerte!
Si vous pensez qu'un biais important existe, alors, soyez prudent dans l'interprétation et l'utilisation des résultats de la recherche.

Échantillon

Décrit les participants de l'étude.

1. Quelles sont les caractéristiques du groupe étudié (p. ex. âge, itinérance)?
2. Quels sont les critères de sélection des participants (p. ex. qui est inclus ou exclu)?
3. Le groupe étudié a-t-il des caractéristiques similaires à celles des patients de votre pratique ou des personnes de votre collectivité (p. ex. âge, genre, diagnostics ou antécédents culturels)?
4. Y a-t-il des aspects dans la sélection des participants à l'étude qui auraient pu influencer les résultats de l'étude (p. ex. lieu géographique ou statut économique)?
5. Sur quelle base la taille de l'échantillon a-t-elle été déterminée?

La taille de l'échantillon est un point important à considérer. Notez la taille de l'échantillon utilisée. Les petits échantillons peuvent influencer l'interprétation des résultats. Que 50 % des participants représente à 10 personnes sur 20 ou à 200 sur 400 peut faire une différence, selon les caractéristiques étudiées.

Alerte!
Attention aux études affirmant qu'un programme de traitement ne confère pas d'avantages comparativement à un autre sans fournir d'information portant sur le calcul de la taille de l'échantillon ou la description de la taille d'échantillon requise.

Taille de l'échantillon requise
Les calculs permettant de déterminer si la taille de l'échantillon est suffisante pour détecter une différence clinique significative doivent être mentionnés dans l'article. Les estimations relatives à la taille de l'échantillon sont normalement calculées sur la base d'un ou deux critères d'évaluation principaux. Un critère d'évaluation principal est considéré comme le critère d'évaluation le plus important pour une étude en particulier, selon l'équipe

de recherche. De plus en plus, les intervenants et les patients donnent leur opinion aux de recherche relativement aux critères d'évaluation les plus importants. Il est important de connaître la fréquence du critère d'évaluation principal dans la population étudiée. Des critères d'évaluation plus rares exigent de plus grands échantillons. Réfléchissez bien au critère d'évaluation. Est-ce un facteur clé pour vos patients ou votre milieu de travail?

La puissance est la capacité d'une étude à détecter des différences significatives. Vous remarquerez que la puissance de 0,80 est habituellement retenue. Ce calcul signifie que le chercheur a pris soin d'obtenir un échantillon de taille suffisante. Par exemple, une puissance de 0,80, ou 80 % indique que si un traitement efficace était répété 100 fois, un effet statistiquement significatif serait présent dans 80 d'entre elles.

Collecte des données

Décrit la méthode utilisée pour recueillir les informations/données de l'étude.

1. Quelles données ont été recueillies (p. ex. caractéristiques des patients, critères d'évaluation, résultats, autres résultats pertinents)?
2. Dans quel milieu les données ont-elles été recueillies (p. ex. dans un service hospitalier achalandé, au domicile, dans une chambre privée, au laboratoire)?
3. Comment les données ont-elles été recueillies (p. ex., questionnaire, entretien, méthode d'auscultation, observation)?
4. L'article comporte-t-il une description des mesures prises pour utiliser les bons outils de collecte de données (p. ex. assurant la fiabilité et la validité des outils utilisés)?
5. Certains aspects des méthodes de collecte des données auraient-ils pu influencer les résultats de l'étude (p. ex. moment de l'année où la collecte des données a été effectuée, service extrêmement achalandé, chercheur biaisé)?
6. Risque-t-il d'y avoir une contamination du traitement entre les groupes à l'étude ou entre patients, familles ou professionnels de la santé?

Comment juger de la rigueur d'un outil de collecte de données

Recherchez les termes *validité* et *fidélité* dans le questionnaire ou l'outil de mesure dans la section « Méthodes » d'un article de recherche, qui est généralement la section précédant la description des résultats eux-mêmes.

On parle des *propriétés psychométriques* d'un outil, ce qui, simplement expliqué, signifie des propriétés de mesure.

À tout le moins, la **validité du contenu** d'un outil est normalement rapportée. De façon typique, les patients ou les experts cliniques reçoivent une version préliminaire d'un outil ou d'un questionnaire et sont invités à évaluer si les éléments provisoires reflètent fidèlement le sujet à l'étude et s'il y a des omissions. Il existe de nombreux types de validité qui dépassent la portée de ce livre; une explication détaillée est présentée dans les méthodes de recherche décrites dans les ouvrages répertoriés dans la liste bibliographique de ce livre.

Un outil est jugé valide s'il mesure précisément ce qu'il doit mesurer (p. ex. l'échelle mesure-t-elle réellement l'anxiété ou un autre sentiment est-il mesuré?). Le nombre d'outils fiables et valides pour la recherche en santé augmente, mais il existe encore de nombreuses lacunes. L'outil doit être utilisé de la même manière que dans les autres études pour conserver sa validité et sa fidélité. Quelle que soit la modification introduite, cela revient à essayer un nouvel outil. Si aucune description de la façon dont la validité et la fidélité de l'outil ont été évaluées ne figure dans l'article, il faut se méfier. Il existe trois types courants de fidélité liés aux outils de collecte de données :

1. **La fidélité inter-évaluateurs**. Un outil est fiable s'il mesure systématiquement ce qu'il est censé mesurer, de sorte que deux personnes recueillant les mêmes données obtiendraient des résultats semblables. À titre d'exemple, deux assistants de recherche observent des femmes au travail à partir d'une grille de 25 items pour évaluer le soutien offert par les infirmier(ère)s. Les résultats des observations des évaluateurs sont comparés et s'avèrent identiques 95 fois sur 100.

2. **La fidélité test–retest**. Dans ce cas-ci, le chercheur tente de déterminer si des résultats similaires seront obtenus avec le même outil à différents moments (p. ex. à 1 semaine d'intervalle), tous les autres facteurs demeurant fixes. L'une des questions alors soulevées est que si les résultats obtenus diffèrent à mesure du temps, alors le lecteur ne peut pas être sûr que l'effet du traitement a démontré une différence utile.

3. **La cohérence interne**. Parfois les chercheurs veulent savoir si les items d'une échelle d'une enquête reliée « se tiennent » ou sont vraiment des concepts différents amalgamés ensemble. Dans un test statistique intitulé un *alpha de Cronbach*, un résultat $> 0,70$ est considéré comme bon. Par exemple, la question de la satisfaction au travail a été étudiée

par des unités de santé publique afin d'augmenter la compréhension des facteurs qui favorisent la rétention du personnel. Des concepts comme l'autonomie, le contrôle de la pratique et la charge de travail ont été étudiés. Si la charge de travail n'avait pas été mesurée avec cohérence, l'interprétation des résultats aurait été difficile.

Sensibilité et spécificité

La sensibilité (la mesure avec laquelle un test est capable d'indiquer qui *est atteint* d'une affection/maladie) et **la spécificité** (la mesure avec laquelle un test est capable d'indiquer qui *n'est pas atteint* de l'affection/la maladie) sont deux caractéristiques des outils et des tests diagnostiques fréquemment rapportés. Les deux mesures possèdent des similarités, mais généralement en sens opposés, ce qui signifie que configurer un test diagnostique de façon à obtenir une sensibilité élevée affecte négativement la spécificité et vice versa. Une sensibilité élevée et une faible spécificité signifient qu'aucune personne atteinte de la maladie n'échappe au diagnostic, cependant certaines personnes saines pourraient être soumises à un traitement inutilement. D'autre part, une spécificité élevée et une faible sensibilité signifient que personne ne sera soumis à un traitement inutilement, mais certaines personnes atteintes de la maladie pourraient ne pas être diagnostiquées.

À titre d'exemple, un cardiologue voulant comparer une épreuve d'effort en médecine nucléaire (nouvelle procédure, test de stress nucléaire) aux angiographies coronariennes (mesure de référence, étalon) soumettra 100 personnes aux deux examens. Cent personnes passent les deux tests. Les résultats du nouveau test montrent une concordance avec la mesure étalon pour 60 personnes atteintes de la maladie et 31 sans la maladie, mais indiquent aussi que 4 personnes sont atteintes alors qu'elles ne le sont pas (faux positifs) et que 5 personnes ne sont pas identifiées comme malades alors qu'elles le sont (faux négatifs). La sensibilité de la procédure est donc de 60/(60 + 5) = 92 %, car elle a identifié 92 % des personnes atteintes de la maladie, alors que la spécificité est de 31/(31 + 4) = 88 %, car 88 % de celles qui n'ont pas la maladie ont été identifiées avec exactitude.

Conseil
Demandez-vous si les chercheurs ont planifié l'intervention idéale et s'ils ont aussi recueilli les données appropriées, au bon moment et sur les bonnes personnes.

Analyse des données et résultats

Ils présentent les techniques statistiques ou les méthodes quantitatives utilisées pour l'analyse des données et des résultats.

1. Quelles stratégies statistiques ont été utilisées pour les analyses des données?
2. Quels sont les principaux résultats de la recherche ?

Dans les études quantitatives, la section des analyses peut être très difficile à interpréter à moins de bien maîtriser les statistiques ou d'avoir un bagage antérieur en statistiques. Lisez cette section lentement et plus d'une fois. Tentez d'avoir une idée de ce qui est écrit. Voici certains éléments clés à considérer.

Statistiques descriptives

Elles expriment des caractéristiques ou résument les données.

- La *moyenne* est le score moyen.
- La *médiane* est la valeur au milieu d'une plage de données et est la meilleure indication d'une valeur typique lorsqu'il y a des données inhabituellement élevées ou faibles.
- L'*étendue* décrit la variabilité et différence entre la donnée la plus élevée et la plus faible.
- L'*écart type* est un autre indicateur de la variabilité et se calcule à partir de la différence des moindres carrés autour de la moyenne.

Alerte!
Des données inhabituelles ou extrêmes ont une influence importante sur la moyenne, surtout si l'échantillon est petit. La médiane et la moyenne devraient être semblables. Sinon, on doit utiliser la médiane. Si ce n'est pas le cas, la médiane doit être utilisée.

Statistiques inférentielles

Détectent l'inférence, les corrélations et les probabilités.

Concepts et termes statistiques courants.

Signification statistique. Cherchez l'expression **« statistiquement significatif »** dans l'article. Dans les études, les chercheurs visent souvent à connaître la relation entre les variables, par exemple si une intervention provoque un changement dans les résultats. Les chercheurs recueillent des données et comparent les résultats observés à ce à quoi on s'attendrait si les variables n'étaient pas corrélées. La valeur de probabilité ou « ***valeur*-p** », indique la probabilité avec laquelle les résultats observés auraient été trouvés si les variables n'étaient pas corrélées. Par conséquent, une petite *valeur*-p indique qu'il est peu probable que les résultats soient dus au hasard et suggère que les variables sont corrélées, par exemple qu'une intervention entraîne un changement dans les résultats.

Les valeurs de probabilité sont généralement comparées à un seuil (de signification), généralement 0,05, et la signification statistique est déclarée si la *valeur*-p est inférieure au seuil. Lorsque vous lisez un texte, recherchez des termes comme « $p \leq 0{,}05$. » Une très petite *valeur*-p signifie que les résultats observés sont très peu susceptibles de se produire par hasard sans lien d'association entre les variables.

Dans les tableaux, la signification statistique est parfois indiquée par un astérisque (*) à côté de certains chiffres. Au bas du tableau, une note correspondante indique la *valeur*-p. Les valeurs $\leq 0{,}05$ et $\leq 0{,}01$ sont les plus souvent rapportées.

Pertinence clinique. Indépendamment de la signification statistique, il est important de toujours vérifier les vrais chiffres afin de déterminer si les résultats ont une signification clinique. Par exemple, quelle serait la pertinence pour votre pratique si une intervention importante abaissait la température du patient de 0,1 °C seulement? Les résultats peuvent être statistiquement significatifs, mais non cliniquement importants, et vice versa. Parfois, l'absence de différence entre les groupes peut être valable sur le plan clinique et peut suggérer d'autres choix d'études.

Conseil
Lire deux ou trois descriptions d'un même terme dans différents volumes peut vous aider à acquérir une meilleure compréhension de son sens.

Un ***test*-t** sert à l'analyse de la différence entre les moyennes de deux scores (p. ex. pour comparer les scores moyens obtenus par des infirmier(ère)s et des inhalothérapeutes afin de démontrer leur habileté à démontrer l'utilisation les appareils d'inhalothérapie).

L'analyse de variance (ANOVA) est utilisée pour analyser les différences des scores moyens entre trois groupes ou plus. Si on reprend l'exemple du test-t sur les compétences à démontrer l'utilisation d'un inhalateur, une ANOVA pourrait être réalisée pour vérifier qui, parmi les infirmier(ère)s des services des urgences, de pédiatrie ou de médecine générale, a les scores les plus élevés.

L'analyse de variance multivariée (MANOVA) sert à comparer simultanément les scores moyens d'au moins deux variables entre deux groupes ou plus. Par exemple, les scores de confiance pour la gestion des doses d'insuline lors d'exercices intenses et pour les voyages diffèrent-ils entre les personnes dont le diabète a récemment été diagnostiqué et celles chez qui le diabète a été diagnostiqué il y plus de 2 ans?

Le **test du Khi-carré (χ^2)** compare le nombre réel avec un nombre attendu. Ce test est utilisé pour des données organisées en catégories (p. ex. faible score de la douleur/score élevé de la douleur, infecté/non infecté). Ce test permet de mesurer les différences de proportions dans le temps, comme les différences avant et après un traitement médicamenteux ou d'autres traitements.

L' intervalle de confiance (IC) correspond à la plage des valeurs à l'intérieur de laquelle la vraie valeur est censée se situer. Le degré de certitude est fixé par le chercheur, habituellement à 95 % et parfois à 99 %. Les intervalles de confiance sont calculés en association avec des résultats statistiques variés, dont les moyennes, les rapports de cotes, les proportions et les corrélations. Par exemple, on a signalé une réduction du séjour à l'hôpital de 0,73 jour a été signalée entre des patients qui ont reçu des liquides de manière précoce par rapport aux patients qui ont reçu des liquides plus tardivement après une chirurgie abdominale. L'intervalle de confiance était de 1,52 à 0,07 et se situait à l'intérieur des vraies valeurs attendues. Dans cet exemple, l'IC n'incluait pas le zéro (0), le résultat était donc considéré comme statistiquement significatif.

La corrélation est la relation entre deux variables. Si deux variables sont corrélées, cela ne signifie pas que l'une cause l'autre, mais plutôt qu'une variable est associée à l'autre, soit directement, soit indirectement. Par exemple, la taille et le poids sont des variables corrélées, car elles sont associées, bien que l'une ne cause pas l'autre. Les corrélations sont soit positives, soit négatives, et l'étendue des coefficients varie de l'association négative (–1) à l'association positive (+1). Lignes directrices classiques utilisées avec les résultats de corrélation (*r*) suggèrent souvent qu'un *r* de

0,3 est faible, tandis que 0,5 est moyen et 0,8 est élevé. Toutefois, ceci dépend réellement du type de variable et de la question de la recherche. La corrélation entre deux évaluateurs observant le même comportement (fidélité inter-évaluateurs) devrait obtenir au moins un coefficient de 0,80. Sinon, vous ne saurez pas si la différence observée correspond à une erreur de mesure entre les évaluateurs ou répond à des différences réelles de comportement observé.

L'ampleur de l'effet correspond à la force de la relation entre deux variables ou une estimation de l'effet d'une intervention. L'une des principales applications est le calcul de la taille de l'échantillon. Le chercheur doit savoir si l'effet moyen anticipé sera faible (0,3) ou élevé (0,8). Si l'effet semble faible, il faudra alors un grand échantillon afin de déterminer si l'intervention fera une différence.

La statistique Kappa sert à calculer le niveau de concordance (accord) entre les évaluateurs pour des variables organisées en catégories. Le calcul prend en compte la possibilité de concordance par simple hasard. Par exemple, deux évaluateurs étudient la présence de phlébite et d'infiltration dans ces sites d'accès de dispositifs vasculaires périphériques. Des comparaisons sont réalisées pour déterminer dans quelle mesure leurs réponses sont similaires dans une plage de +1 (concordance parfaite ou accord parfait) à -1 (divergence complète ou désaccord complet, où 0 est l'absence de concordance au-dessus du hasard). Une valeur de Kappa de 0,4 à 0,6 est bien, mais de 0,61 à 0,80 est très bien.

Le nombre de sujets à traiter (NST) est le nombre de patients qui doivent recevoir un traitement avant qu'une personne n'obtienne un résultat bénéfique. Par exemple, si un médicament doit être administré à 30 personnes avant qu'un événement indésirable soit évité, alors le nombre nécessaire à traiter est de 30 pour obtenir un bienfait relié à un événement indésirable possible.

Le rapport de cotes correspond au rapport de probabilité (des cotes) du résultat d'un groupe par rapport aux cotes du résultat d'un autre groupe. Un rapport de cotes de un (1) indique qu'il n'y a pas de différence entre les groupes. Si l'intervalle de confiance des rapports de cotes n'inclut pas le un, alors le rapport de cotes est statistiquement significatif.

Un exemple d'un rapport de cotes peut vous aider à comprendre certains termes : des femmes ont été affectées de façon aléatoire à un groupe expérimental pour recevoir un traitement, et le rapport de cotes d'un événement indésirable spécifique (p. ex. un taux élevé de césarienne) était de 0,78 avec un intervalle de confiance à 95 % de 0,64 à 0,91. À noter que l'intervalle de confiance n'inclut pas le un (1), ainsi le groupe de traitement a présenté moins d'épisodes d'événements indésirables, et ce, de façon statistiquement significative.

L'analyse de régression est une méthode statistique servant à déterminer au moins une valeur explicative d'un résultat (p. ex. la rétention du personnel subit-elle l'influence de facteurs comme le salaire, la charge de travail et le nombre de quarts de nuit?). Parfois, une approche théorique est utilisée dans la sélection des facteurs potentiels, et à l'inverse, parfois c'est une approche exploratoire qui est utilisée. Une régression simple ou multiple (de nombreux facteurs simultanément) peut être effectuée. Avec une **régression multiple**, le chercheur cherche à savoir ce qui explique la plus grande variabilité, appelée **variance**, dans le résultat. Par exemple, l'impact du leadership, avec un r^2 de 0,47, a expliqué une grande partie de la variance, à savoir si les organisations étaient en mesure de soutenir la mise en œuvre des lignes directrices de la pratique clinique.

Le risque relatif (RR) est aussi appelé le *rapport de risques*. En réalité, c'est le rapport de risques d'un groupe d'intervention comparé au ratio de risques du groupe témoin. Si le RR est de 1, il n'y a pas de différence entre les deux groupes. Par convention, un ratio négatif indique que l'intervention diminue le risque du résultat. Par exemple, le risque d'infarctus et d'AVC chez les femmes qui utilisent les pilules contraceptives augmente d'environ 1,6 fois en comparaison aux femmes qui ne prennent pas de contraceptifs oraux.

Conseil

Ne vous laissez pas hypnotiser par *des valeurs*-p indiquant une signification statistique. Regardez bien les nombres réels, présentés dans la section « Résultats », ou dans un tableau ou un graphique.

Poursuivre la présentation des tests statistiques dépasserait le cadre d'un guide destiné à des lecteurs novices. Toutefois, si vous souhaitez en savoir plus, nous vous encourageons à consulter les manuels énumérés à la page 60, les sites Internet de statistiques et de recherche et les glossaires de recherche. La complexité des techniques d'analyses augmente au point où l'on ne peut pas s'attendre à ce que le public et les nouveaux venus en recherche connaissent toutes ces techniques. En fait, même les chercheurs les plus expérimentés cherchent régulièrement à consulter un expert concernant les méthodes statistiques.

Nous recommandons les sites Internet suivants, ils sont accessibles au public et comportent des renseignements sur la terminologie statistique :

- Statistiques de Wikipédia : http://en.wikipedia.org/wiki/Statistics
- Research Methods Knowledge Base : http://www.socialresearchmethods. net/kb/contents.php

Conseil
N'hésitez pas à demander l'aide d'autres personnes plus renseignées que vous en matière de statistiques ou de mathématiques.

Partie 3 : Recherche par méthodes mixtes

Il est de plus en plus courant de voir des chercheurs en soins de santé combiner des plans de recherche à la fois qualitative et quantitative dans un même projet de recherche. L'approche par méthodes mixtes offre l'avantage de fournir des réponses plus complètes aux problèmes de santé. La combinaison de méthodes qualitative et quantitative requiert souvent de former une équipe de chercheurs composée de personnes ayant des domaines d'expertise différents; aussi cette approche sied bien aux professionnels de la santé qui ont l'habitude de travailler au sein d'équipes multidisciplinaires pour résoudre des problèmes complexes de santé.

Les idées générales présentées aux parties 1 et 2 de ce chapitre (introduction au problème de l'étude, revue bibliographique, théorie, éthique de la recherche et rigueur) s'appliquent tout autant à l'approche par méthodes mixtes. Cependant, concernant la recherche par méthodes mixtes, certaines caractéristiques uniques s'appliquent à la collecte et à l'analyse des données selon la stratégie du plan de recherche utilisée. Ces caractéristiques uniques impliquent plusieurs particularités importantes.

Caractéristiques des études à méthodes mixtes

- *Chronologie* (ordre de la collecte des données pour les étapes qualitative et quantitative)
- *Priorité* (l'accent ou le poids accordé aux étapes qualitative et quantitative)
- *Intégration* (la combinaison des étapes qualitative et quantitative)

Bien qu'il s'agisse d'une approche pragmatique, la recherche par méthodes mixtes peut combiner une approche théorique prépondérante en combinaison avec une ou plusieurs théories spécifiques. Par exemple, une approche féministe pourrait être utilisée pour orienter à la fois les étapes quantitative et qualitative, une théorie de la douleur pour guider une phase d'expérimentation et une théorie du soutien social pour une phase d'étude de cas qualitative.

Plans de recherche par méthodes mixtes courants

Séquentiel
- Exploratoire
- Explicatif

Concomitant ou convergent
- Triangulation
- Ancrée

Collecte et analyse des données pour les méthodes mixtes

Séquentiel

L'usage de stratégies séquentielles signifie que la première étape de l'étude est terminée, pour ensuite être suivie de la seconde étape. La collecte et l'analyse des données sont effectuées séparément pour être associées plus tard.

- **La stratégie exploratoire séquentielle** commence par l'étape *qualitative* de l'étude sur les méthodes mixtes, suivie de l'étape *quantitative* (c'est la chronologie). L'étape qualitative explore le thème afin que la deuxième étape (quantitative) puisse être construite sur les résultats obtenus lors de la première étape. Par exemple, les entrevues qualitatives menées auprès de tous les niveaux de hiérarchie du personnel sont suivies d'une enquête quantitative afin de contribuer à la planification des dirigeants hospitaliers. Habituellement *une priorité* ou un poids supérieur serait accordé à la première étape de l'étude.
- **La stratégie explicative séquentielle** commence par l'étape *quantitative* de l'étude, suivie de l'étape qualitative. La collecte et l'analyse des données *qualitatives* sont entreprises pour expliquer davantage et s'appuyer sur l'ensemble des résultats quantitatifs. Un exemple serait une expérience servant à évaluer un programme d'enseignement sur

l'allaitement maternel, suivi d'entrevues exhaustives auprès des mères. Encore ici, la priorité est accordée à la première étape : l'expérience.

Concomitant ou convergent
Les méthodes mixtes concomitantes ou convergentes signifient que les étapes qualitative et quantitative sont menées simultanément. Les deux ensembles de données sont réunis durant l'étape d'analyse.

- **La stratégie de triangulation simultanée** signifie que la collecte et l'analyse des données qualitatives et quantitatives se font simultanément. La combinaison et l'*intégration* des deux ensembles de données permettent de les comparer, afin de vérifier la présence de similitudes, de différences ou d'autres caractéristiques. Les résultats sont comparés et présentés dans l'article à la section « Discussion ». Cette stratégie de triangulation compense certaines des limites présentes dans chacune des approches qualitative et quantitative tout en augmentant la validation des résultats. Idéalement, une *priorité ou* une importance égale est accordée à l'étape qualitative et à l'étape quantitative. Par exemple, une étude visant à déterminer quantitativement la fréquence d'utilisation des contraintes physiques sur les patients (attaches au lit ou à la chaise), tout en menant simultanément (de manière concomitante) des entretiens approfondis avec des infirmier(ère)s et des membres de la famille.

- **La stratégie ancrée concomitante** est semblable à la stratégie de triangulation, mais une étape, qu'elle soit qualitative ou quantitative, a davantage de *priorité* ou de poids. La composante à faible priorité est ancrée à l'intérieur de l'ensemble de données dominant. Une façon d'y parvenir est d'examiner différentes questions d'étude ou de présenter les résultats côte à côte pour une vision différente de la même question. Cette stratégie fournit un portrait plus large du problème ou du sujet étudié. Un exemple pourrait être une expérience de grande dimension sur le traitement des ulcères du pied diabétique réalisée de manière concomitante à une étape qualitative plus petite examinant le confort des patients à qui on administre les nouveaux traitements.

Alerte!
Les études à méthodes mixtes peuvent être publiées sous forme d'articles qualitatifs et quantitatifs séparés (lire les deux) ou elles peuvent être publiées sous forme d'articles combinant les deux étapes.

Pour de plus amples renseignements, consultez l'excellent manuel sur les méthodes mixtes dans la bibliographie.

Conseil

La recherche par méthodes mixtes est un domaine en évolution rapide, et les formats de langage et de style changent, de sorte que vous constaterez peut-être que vous devez vraiment rechercher les renseignements dont vous avez besoin.

Remarque : Dans chaque article de recherche, les sections « Résultats » et « Discussion » suit la section « Méthodes ». La section « Méthodes » décrit l'approche principale de la recherche utilisée : qualitative, quantitative ou méthodes mixtes, en plus de renseignements sur la collecte et l'analyse des données.

RÉSULTATS ET DISCUSSION

Ils présentent les explications des chercheurs sur certains des résultats obtenus et leur interprétation de la signification de l'étude pour la pratique et les études ultérieures.

1. L'étude a-t-elle changé ou confirmé votre opinion en regard du sujet?
2. Êtes-vous d'accord avec l'opinion du ou des chercheurs?
3. Les résultats sont-ils en accord avec les études antérieures et la pratique? En cas contraire, les incohérences sont-elles expliquées?
4. L'interprétation a-t-elle un sens sur le plan théorique et d'un point de vue clinique?
5. Pouvez-vous imaginer une autre interprétation?
6. La conclusion est-elle cohérente avec les résultats présentés par l'auteur? Pensez-vous que la conclusion pousse les résultats trop loin, au-delà du cadre de l'étude?
7. Globalement, quelles sont les principales forces et limites (faiblesses) de l'étude?

Alerte!

La conclusion doit correspondre aux résultats et être directement liée à la question de recherche; vérifiez-le vous-même.

Les sections « Résultats » ou « Discussion » ont généralement certaines conséquences pour la pratique. Les études offrent aussi des implications pour la formation future des professionnels de la santé, l'avancement théorique ou l'élaboration de politiques. Il peut aussi y avoir une section sur les limites de l'étude. La section « Discussion » est habituellement facile à lire et vous trouverez peut-être de bonnes idées pour votre pratique, surtout si selon votre propre évaluation, il s'agit d'une étude robuste. Si d'importants biais sont présents, alors soyez vigilant lors de l'interprétation ou de l'utilisation des résultats de l'étude. La mise en application des résultats d'études quantitatives à la pratique implique parfois l'inclusion de protocoles ou de politiques spécifiques. Les études qualitatives peuvent fournir de nouvelles idées et avenues de réflexion, et ainsi avoir un effet sur la pratique.

Vous pourriez avoir l'impression de toujours éprouver certaines difficultés avec certains termes de recherche utilisés dans l'article. Cette impression est chose courante au début. La lecture de rapports de recherche est une compétence qui se développe par la pratique continue. Vous avez probablement une idée du mérite de l'étude et votre opinion est importante. Les professionnels sont les consommateurs de la recherche et sont les moyens par lesquels la recherche s'intègre à la pratique.

UNE SUGGESTION FINALE : LES REMERCIEMENTS

Vérifiez les sources de financement dans le but d'identifier des conflits d'intérêts possibles qui pourraient avoir eu une influence sur le plan de recherche du projet ou sur l'interprétation des résultats. En outre, si vous pensez que la recherche pourrait vous intéresser dans votre carrière à venir ou que des études supérieures sont possibles pour vous, portez attention aux sources de financement des chercheurs pour leur travail.

Un dernier aspect à vérifier est les références et les affiliations des auteurs, ce qui peut augmenter votre jugement quant à la crédibilité de l'étude. Pour les études majeures, on s'attend généralement à ce qu'au moins un des auteurs soit détenteur d'un un diplôme de Philosophiæ Doctor car un tel diplôme est axé sur la recherche. De plus, de très bons articles sont rédigés par des personnes possédant une maîtrise. Bien sûr, vous vous attendez également à voir des titres de compétences professionnels pertinents (par exemple, Docteur en médecine, O. T., P. T., Inf. aut.) indiquant l'expertise clinique au sein de l'équipe d'étude.

3 Trouver des résultats de recherche intéressants

PAR OÙ ET COMMENT COMMENCER

Trouver des articles de recherche pour obtenir des renseignements permettant de répondre à une question clinique, et non pour faire de la recherche, sera facilité si vous commencez par définir le problème clinique. Supposons que vous travaillez sur un service de chirurgie dans un hôpital et que de nombreux patients sont des personnes âgées. Ils sont parfois confus et découragés. Vous pensez qu'il doit y avoir un meilleur moyen de déterminer s'ils souffrent de délire, de démence ou de dépression.

Définissez votre question clinique

Un acronyme intitulé PICOT est couramment utilisé dans de nombreuses disciplines lors de la recherche de documentation : il peut aider à clarifier ses idées afin de mieux sélectionner les termes clés de recherche.

Étapes de construction d'un tableau PICOT

P (**P**atient, **P**roblème)—Personnes âgées de > 65 ans qui présentent de la confusion et du découragement et qui sont admises à l'hôpital pour une intervention chirurgicale

I (**I**ntervention : évaluation, thérapie [**I**ssue [question/problème pour les études qualitatives]])—Évaluation de l'état de santé cognitive et mentale des personnes âgées

C (**C**omparaison [**C**ontexte pour les études qualitatives])—Soins standard versus évaluations ou traitements spéciaux, milieu hospitalier

O (**O**utcomes [résultats])—Réduire la confusion, remédier au découragement

T (**T**emps, **T**imeframe [délai])—Lors de l'admission à l'hôpital avant l'opération

Avec le tableau PICOT, vous avez une idée plus claire de la façon de démarrer votre recherche de réponses.

FAIRE UNE RECHERCHE DANS UNE BASE DE DONNÉES POUR DES RECHERCHES PERTINENTES

Nous vous suggérons de commencer par PubMed—https://www.ncbi.nlm.nih.gov/pubmed—qui dispose d'une multitude de ressources, y compris des études de recherche, des synthèses bibliographiques, des revues systématiques et des directives de pratique répertoriant plus de 30 millions de références; vous pouvez par conséquent certainement y trouver des études intéressantes et utiles. C'est également gratuit pour les patients et leurs familles.

Termes de recherche

La majorité des banques de données fonctionnent par rubriques de thèmes préétablis et automatisés (heureusement) (p. ex. Medical Subject Headings [MeSH], un vocabulaire établi par des libraires). Pour débuter une recherche, vous devez simplement apprendre quelques exemples possibles de rubriques et vous voilà parti! Reste maintenant à affiner votre recherche selon ce que vous trouvez et ce qui est le plus pertinent pour vous.

Toutefois, il est judicieux de consacrer du temps à vous familiariser avec le site Internet et les outils du site PubMed avant de commencer votre recherche. Vous verrez qu'il existe quelques points de départ différents pour commencer votre recherche qui peuvent mettre l'accent sur les questions cliniques, les lignes directrices de pratique, les revues systématiques ou des sous-groupes spécifiques d'enjeux dominants en santé comme le SIDA ou le cancer. Vous découvrirez que PubMed offre aussi un guide de démarrage rapide et une section d'aide exhaustive. Ces tutoriels méritent d'y mettre du temps pour éviter de futures contrariétés. Les thèmes décrits comprennent la compréhension du vocabulaire, l'élaboration d'une recherche, la gestion de la recherche et l'obtention des articles.

Alors, tentez une recherche.

Exemple : Au point de départ de recherche sur le site PubMed, écrivez (en anglais) « Older adults, assessment, and confusion »

Une liste d'études de recherche intéressantes s'affiche instantanément. Lisez les titres. Vous verrez que d'autres ont écrit que le délire « embrouille les esprits », autant des cliniciens que des personnes âgées et s'avère être plus fréquent que l'AVC. Vous n'êtes pas le seul à éprouver des difficultés. Une liste des études qui testent des interventions visant à améliorer l'identification du délire est affichée. Des études plus spécifiques à la dimension de la douleur ressentie par les patients atteints de délire après une opération sont aussi présentées. Aussi vous pouvez choisir ce qui vous intéresse le plus et en consulter quelques-unes.

Vous pouvez filtrer ou limiter certains aspects, notamment des sous-ensembles professionnels (dentaire, MEDLINE, soins infirmiers) ou le type d'article (essai clinique, revue systématique, ligne directrice, cas juridique), la langue de rapport (anglais ou autre), l'âge de la population, la date de publication (1, 5, 10 ans), le sujet (sida, cancer, médecine non conventionnelle / parallèle). Les combinaisons sont infinies.

Lorsque vous appuyez sur l'onglet d'extraction d'un résumé, vous pouvez décider si l'étude peut présenter un intérêt pour vous. Si c'est le cas, alors vous pourriez immédiatement obtenir un accès gratuit au texte complet de l'article Si c'est impossible, vous devez vous rendre à une bibliothèque ou trouver une bibliothèque numérique pour accéder à la revue dans laquelle l'étude est publiée afin de récupérer l'article en question.

Voici des exemples de termes MeSH pour cette recherche simple : *âgés, confusion, soins infirmiers gériatriques, équipe de soins aux patients, évaluation des processus (soins de santé).*

Vous venez d'apprendre des termes possibles pour MeSH et vous pouvez maintenant essayer une recherche plus poussée et sophistiquée. Allez, essayez.

Conseil

Une bonne façon de commencer est d'essayer de trouver deux ou trois articles sur un même sujet afin d'avoir un aperçu ou une idée du domaine.

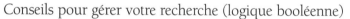

Conseils pour gérer votre recherche (logique booléenne)

- Insérez « AND » pour limiter votre recherche en combinant les termes où deux ou trois thèmes doivent s'intégrer ou se superposer.
- Insérez « OR » pour étendre votre recherche.
- Insérez « NOT » pour exclure des éléments.
- Pensez à appliquer des limites à vos recherches, comme le type d'article (p. ex. recherche uniquement), la langue et la date de publication.
- Pour mieux cibler vos résultats, vous pouvez utiliser un terme qui se trouve dans le titre ou le résumé de l'article; cependant, soyez prudent avec les termes courants tirés du résumé tels que « soutien ». Soyez aussi spécifique que possible. Recherchez-vous le soutien par les pairs, le soutien professionnel ou le soutien social?

Attardez-vous sur le nombre de résultats obtenus à l'entrée des termes : ceci vous aidera à préciser votre recherche. Il n'est pas réaliste de lire des centaines d'articles alors que vous êtes débutant.

À combien d'années antérieures devez-vous remonter?

Cette question n'est pas nouvelle, mais la réponse n'est pas évidente. D'emblée, une réponse raisonnable serait 5 ans. Cependant, si des études antérieures importantes ont mené à des changements récents dans la pratique (p. ex. thérapie hormonale pour femmes ménopausées ou césarienne lors de présentation par siège), une recherche remontant à 2 ou 3 ans auparavant peut être suffisante. Par contre, pour une recherche très rigoureuse, si vous avez amplement le temps, une perspective de 10 ans est très utile. En outre, pour une recherche plus approfondie, incluez d'autres bases de données nécessitant un abonnement détenu par les bibliothèques des sciences de la santé, par exemple le Cumulative Index to Nursing and Allied Health Library (CINAHL) https://www.ebscohost.com/nursing/products/cinahl-databases/cinahl-complete ou la Bibliothèque Cochrane des revues systématiques https://www.cochranelibrary.com/.

Si vous entreprenez un projet important pour un travail académique ou un projet d'amélioration de la qualité pour votre travail, il serait tout indiqué de demander l'assistance d'un bibliothécaire professionnel afin d'obtenir une recherche et des stratégies de récupération complètes et systématiques. Il est fréquent que les bibliothécaires acceptent volontiers une rencontre en personne ou de répondre aux questions par téléphone ou avec les systèmes d'aide en ligne. Un bibliothécaire peut aussi suggérer des ressources avec lesquelles vous n'êtes pas familier.

Conseil
Pour une recherche exhaustive, demandez l'aide d'un bibliothécaire. Les bibliothécaires travaillent dans les universités, les établissements de soins de santé et les associations professionnelles.

ARTICLES DE SYNTHÈSE

Si possible, débutez la lecture des références que vous avez en mains par l'article de synthèse le plus récent. Bien que de simples synthèses bibliographiques puissent être disponibles, il est de plus en plus fréquent de trouver des synthèses rigoureuses d'études de recherche quantitative, d'études de recherche qualitative ou d'études combinées de recherche sur un thème. Les revues / synthèses portent le nom de **sources secondaires** car elles ne sont pas rédigées par l'auteur de la recherche originale (source primaire). Bien que certaines synthèses puissent parfois contenir des informations limitées sur chacune des études, et des interprétations ou biais provenant de l'auteur secondaire, elles sont très utiles pour obtenir une vue d'ensemble du sujet. Quatre types de revues - d'ensemble, métasynthèse, intégrative et systématique - sont présentées dans l'encadré ci-dessous.

Types de synthèses / revues

- **Revue d'ensemble :** Une revue générale d'un sujet, y compris tous les types d'études. Elle peut également comporter **de la littérature grise** (études non publiées, bulletins, actes de conférences et rapports gouvernementaux). L'objectif est de déterminer l'ampleur (la portée) du sujet. C'est souvent la première étape avant d'effectuer d'autres types de revues.
- **Métasynthèse :** Une intégration et un résumé des résultats des *études de recherche* qualitative sur un sujet donné.
- **Revue intégrative :** Une revue de *recherche à la fois quantitative et qualitative* qui assimile / intègre les résultats des études de recherche en les comparant et en les confrontant afin de décrire l'état des connaissances.
- **Revue systématique :** Une synthèse ou une combinaison d'études de recherche *quantitative* sur des questions clairement définies pour lesquelles des méthodes explicites sont utilisées pour identifier et évaluer la recherche. Habituellement, le but est de récapituler l'effet d'une intervention. En général, mais pas toujours, des techniques de méta-analyse sont utilisées.

La méta-analyse est une technique statistique de calcul combinant les résultats de plusieurs études de recherche quantitative (habituellement des essais contrôlés randomisés [ECR]) ayant des résultats à peu près semblables, afin de déterminer l'effet global d'une intervention ou d'un traitement. Les résultats sont affichés dans des figures appelées **graphique en forêt**; voir l'exemple fictif ci-dessous.

Étude	Traitement (stéroïde)	Aucun traitement (placebo)	
Brock 2011	63/231	92/206	
Chen 2014	92/332	121/306	
Daniels 2012	84/306	103/293	
Martinez 2016	60/236	67/220	
O'Connell 2010	87/409	102/371	
Roberts 2016	93/396	121/357	
Sidhu 2012	60/215	86/202	
Récapitulatif	**539/2125**	**692/1955**	

0,71   1,0   0,5

Figure représentant un graphique en forêt fictif

Comment lire le graphique en forêt fictif illustrant les résultats d'une méta-analyse

La **collaboration Cochrane**, composée de plus de 7 500 revues, est une excellente source internationale de revues, avec du matériel de formation accessible au public : https://www.cochrane.org/. Des revues rapides sont incluses, comme l'efficacité de la quarantaine pendant la pandémie de COVID-19. Des revues systématiques conventionnelles sont publiées, comme les soins organisés en service interne aux patients victimes d'AVC hospitalisés et les vaccins contre la rougeole, les oreillons, la rubéole et la varicelle. Découvrez les résultats sur un sujet qui vous intéresse.

1. Sur la gauche, figure la liste des études.
2. Sur la droite, des carrés sont suspendus (points estimés) sur des lignes horizontales. Ces lignes horizontales reflètent l'intervalle de confiance (IC) à 95 % du rapport de cotes pour chaque étude.
3. La taille du carré vous indique le poids des résultats de chacune des études dans l'ensemble global ou des méta-analyses combinées (p. ex. la taille du carré reflète la taille de **l'échantillon** des études de grande envergure par rapport aux études de faible envergure).
4. La ligne verticale à 1,00 n'indique *aucun effet* (un rapport de cotes de 1,00).
5. Le losange à la base est le score global.

L'illustration montre une comparaison des résultats des études où les patients ont reçu des stéroïdes par rapport à un placebo pour traiter leur arthrite. Les carrés situés sur la droite indiquent un effet général positif. Les avantages de la méta-analyse résident dans l'agrégation des résultats produisant une conclusion plus robuste qu'une seule étude.

Conseil

Regardez la direction du résultat. Une augmentation ou un résultat positif est-il préférable? Par exemple, l'augmentation de la douleur n'est pas un résultat positif. Une diminution de la douleur serait préférable.

Les évaluations des technologies sont réalisées par les gouvernements (p. ex. NICE au Royaume-Uni) sur les médicaments, les dispositifs médicaux, les interventions chirurgicales et la promotion de la santé. Les données cliniques et les données probantes sur l'établissement des coûts en provenance des fabricants et des chercheurs sont examinées par les décideurs et les comités d'experts. Les recommandations peuvent être positives ou non, ou à utiliser dans des populations particulières précisées (p. ex. patients atteints de cancer, pour la recherche seulement). https://www.nice.org.uk/about/what-we-do/our-programmes/nice-guidance/nice-technology-appraisal-guidance.

Revues d'évaluation

Typiquement, un groupe d'auteurs rédige une revue systématique. L'équipe est composée de membres experts en contenu et d'autres dont la compétence est la recherche. Tout comme vous devez évaluer avec critique une étude pour déterminer si les résultats sont valides et utiles, vous devez également être en mesure de critiquer un groupe d'études incluses dans un article de synthèse. Une feuille de travail générale vous est fournie à la page 91 pour l'évaluation des revues systématiques et vous guide le long des étapes habituelles à suivre lors de la lecture de synthèses. Veuillez noter que les formats varient considérablement d'une revue à l'autre, ainsi cette feuille de travail offre simplement un point de départ pour votre appréciation.

Pour un autre exemple de feuille de travail pour l'évaluation des revues systématiques, consultez le site du Critical Appraisal Skills Program (CASP) du Oxford Centre au Royaume-Uni : http://www.casp-uk.net/casp-tools-checklists. Cette feuille de travail aborde trois questions principales : quels sont les résultats? Sont-ils valides? Les soins de santé dans votre milieu bénéficieraient-ils de la mise en application des résultats?

Conseil

Si vous souhaitez lire et réfléchir davantage sur le thème, vous pouvez trouver les articles originaux (sources primaires) cités dans les références de la revue systématique. Lisez comment ce ou ces auteurs ont interprété les résultats de leur étude respective.

RECHERCHE D'ARTICLES DE RECHERCHE SUR INTERNET

Conseil

Il n'est pas nécessaire de démarrer une recherche dans une bibliothèque. Internet offre un moyen rapide pour trouver des articles de recherche.

Voici les critères permettant d'évaluer la crédibilité des renseignements trouvés sur Internet :

- Mission et but de l'organisation mentionnée (pour vérifier votre confiance envers l'organisation)
- Contenu logique et vérifiable
- Systèmes de maintien de l'exactitude et de l'actualisation du contenu (date de la dernière mise à jour identifiable)
- Auteurs et références identifiables
- Références incluses

Alerte!

Il existe des sites Internet de qualité médiocre. Mettez l'accent sur les sites d'organisations / organismes crédibles.

Google est un moteur de recherche ayant accès à des milliards d'articles et il peut être utile et rapide, mais parfois les résultats sont excessifs et de qualité variable. Les mêmes termes de recherche (*personnes âgées, évaluation, confusion*) produisent plus de 45 000 000 résultats en moins d'une seconde. Ces résultats fascinants comprennent non seulement des articles de recherche, mais aussi des livres, des programmes d'enseignement et des offres d'emploi. Google Scholar qui comporte des sources « savantes » ou universitaires / académiques diverses est recommandé lors de la recherche d'articles de recherche sur https://scholar.google.com/. Vous pouvez filtrer par année. Vous pourriez être dirigé vers le site de PubMed pour des renseignements supplémentaires. Les articles complets devront parfois être commandés par l'intermédiaire de votre bibliothèque.

AVEC COMITÉ DE LECTURE (REVU PAR LES PAIRS)

Conseil

Utilisez des sources avec comité de lecture (évaluées par des pairs) qui sont des articles que des experts ont jugés acceptables et pertinents.

Pour savoir si une revue est **évaluée par les pairs,** lisez les rubriques « About this Journal » (présentation de cette revue), « Contributor Guidelines » (consignes à l'attention des auteurs) ou « Manuscript Submission and Review Process » (processus de dépôt et d'évaluation des manuscrits). Vous verrez des mots comme *révision indépendante* ou *révision externe*, ce qui signifie que des scientifiques, et non le personnel rémunéré par la maison d'édition, jugent du mérite et de la pertinence de l'étude de recherche pour publication. Vous pourriez également déceler le terme *révision par des pairs anonymes ou à l'aveugle*, ce qui signifie que tous les renseignements relatifs à l'auteur ou aux auteurs a été retirée avant le processus de révision, afin que le réviseur compétent ne soit informé ni de l'identité du ou des auteurs ni de l'endroit / établissement où l'étude a été effectuée. Ce processus vise à augmenter l'objectivité des réviseurs. Un éditeur est affecté à la sélection des réviseurs ayant une expertise dans les méthodes de recherche et le sujet clinique. En règle générale, au moins trois réviseurs évaluent une soumission et font une recommandation à l'éditeur pour acceptation, acceptation avec modifications ou rejet. Le taux d'acceptation est souvent indiqué sur le site Internet de la revue. Pour une revue célèbre comme *The Lancet,* le taux d'acceptation n'est que d'environ 5%.

Les revues énumérées à la page 67 présentent des articles avec comité de lecture. Les articles actuels ne sont pas tous disponibles par téléchargement, mais certains articles plus anciens ne le sont pas; il faut alors se rendre à la bibliothèque et faire des demandes interbibliothèques.

Alerte!

Les revues ne publient pas toutes des articles avec comité de lecture!

Les revues deviennent plus en plus disponibles en libre accès, en partie parce que les organismes de financement de la recherche souhaitent que les résultats des subventions de recherche soient librement accessibles au public. Ces revues s'efforcent de n'avoir aucun obstacle financier pour le public autre que l'accès à l'Internet. Les auteurs paient généralement les frais de publication plutôt que d'exiger des frais d'abonnement au lecteur ou aux bibliothèques de sciences de la santé. Ces revues en libre accès peuvent ou non avoir un comité de lecture, et même parfois, certaines d'entre elles fournissent les commentaires des réviseurs. Pour obtenir des exemples de commentaires de réviseurs experts du domaine dans une revue en libre accès sur l'utilisation des résultats de recherche, consultez *Implementation Science* à l'adresse https://implementationscience.biomedcentral.com/.

Conseil
Déterminez le **facteur d'impact** ou **indice / taux de citation** de la revue–plus il est élevé, mieux c'est.

En termes simples, un facteur d'impact est un indice qui évalue la fréquence à laquelle l'article moyen d'une revue a été cité ou référencé au cours d'une année en particulier. Ce renseignement figure souvent dans la rubrique « About this Journal » (présentation de cette revue) ou à un endroit évident dans le cas d'une revue en ligne. On estime que les revues ayant des facteurs d'impact élevés exercent une influence supérieure sur la pratique et les décisions politiques. Consultez l'article de recherche le plus fréquemment cité cette année, au cours des cinq dernières années ou dans toute l'histoire de la littérature scientifique. Il est intéressant de savoir ce que les autres lecteurs valorisent et citent dans leurs références. Commencer par lire les articles de recherche souvent cités est une autre façon de lancer votre recherche de résultats intéressants.

UNE MISE EN GARDE CONCERNANT LES REVUES PRÉDATRICES OU FAUSSES SUR INTERNET

Au cours des toutes dernières années, un nouveau type de fraude est apparu dans le monde de l'édition. Des titres de revues truquées et de faux sites Web apparaissent sur Internet, détenues par des personnes intéressées aux profits de publication. Il appert que de publier sur le Web, aux coûts directs minimes, contribue à augmenter ce phénomène. Une campagne intensive par courriel est utilisée pour solliciter des articles du milieu universitaire.

Alerte!
Des fausses revues pourraient mener à des soins de santé
faussés / erronés!

Il n'y a pas d'indicateur simple, mais il existe un groupe de caractéristiques
à surveiller qui peuvent vous aider à déterminer s'il s'agit d'une revue
potentiellement ou probablement fausse ou **prédatrice**.

- Les articles sont publiés sans comité de lecture ou avec un très court
  processus de révision comme deux semaines après réception du paiement
  d'un auteur.
- Très peu de travail d'édition est effectué.
- De faux facteurs d'impact peuvent être déclarés.
- Les noms des membres du comité de rédaction peuvent être falsifiés ou
  ne pas être de vraies personnes.

Comment puis-je savoir si une revue est fausse?

Explorez attentivement le site Web de la revue. La publication
de la revue semble-t-elle crédible avec un nombre régulier de parutions
par année? Les associations connexes existent-elles vraiment? La revue
est-elle mentionnée dans l'une des principales bases de données comme
PubMed ou Medline, Scopus, Science Citation Index ou CINAHL? Vous
devrez peut-être demander de l'aide à votre bibliothécaire pour accéder à
ces bases de données. Si les réponses sont négatives, faites attention.

Pourquoi m'inquiéter si un article est publié dans une revue prédatrice?

Les revues prédatrices ont acquis la réputation de publier sur tout sans
égard à l'éthique ou à l'exactitude des renseignements. La pratique de soins
de santé pourrait subir l'influence de renseignements erronés et nuire aux
patients.

PORTAILS WEB

Les portails Web présentent de l'information provenant de diverses
sources dans un pays sur un thème comme la santé publique au Canada ou
de nombreux pays sur un large éventail de thèmes comme l'Organisation

mondiale de la Santé. De multiples bases de données sont disponibles et rapides d'accès. Voici deux exemples de portail populaire.

L'Agence de la santé publique du Canada exploite Le portail canadien des pratiques exemplaires pour la santé des communautés et de la population. Ce site est gratuit et comporte un grand nombre de références et d'articles. À partir de ce portail, vous pouvez même envoyer un courriel à un expert pour avoir son avis sur votre sujet (voir http://cbpp-pcpe.phac-aspc.gc.ca/fr/). https://cbpp-pcpe.phac-aspc.gc.ca/).

L'Organisation mondiale de la Santé comprend des représentants d'Afrique, des Amériques, d'Asie du Sud-Est, d'Europe, de la Méditerranée orientale et du Pacifique occidental. Des renseignements sont fournis sur les éclosions de maladies, les statistiques en matière de santé et les publications (voir https://www.who.int/).

AUTRES TYPES DE BASES DE DONNÉES

Voulez-vous trouver des essais cliniques contrôlés randomisés (ECR) qui sont enregistrés? Vous, vos patients et leur famille souhaitez peut-être savoir qu'une étude de recherche est en cours sur telle maladie ou tel médicament (p. ex., quels ECR sont actuellement réalisés sur le cancer du sein?). Tous les ECR ayant reçu du financement en soins de santé doivent maintenant être enregistrés (inscrits au registre). Le nombre des ECR enregistrés est impressionnant avec plus de 200 pays participants sur les deux sites Web suivants :

U.S. National Library of Medicine—Voir http://clinicaltrials.gov/.
Registre des essais cliniques de l'Organisation mondiale de la Santé
(OMS)—https://www.who.int/ictrp/en/.

RESEARCHGATE

ResearchGate—https://www.researchgate.net/—est un site de réseautage élaboré pour trouver et partager des publications, ainsi que pour poser des questions aux auteurs. Il compte plus de 15 millions de participants dans le monde entier. Le siège social est en Allemagne. Il n'y a pas de frais d'adhésion et vous pouvez effectuer une recherche par nom de chercheur, domaine thématique et possibilités d'emplois. Les chercheurs sont avisés lorsque leurs publications sont citées en référence. Les étudiants peuvent suivre les chercheurs qu'ils ont sélectionnés et connaître instantanément les publications les plus récentes.

SE TENIR AU COURANT

Une façon de se tenir au courant des nouvelles idées dans votre domaine de soins des patients est de parcourir régulièrement les tables des matières de vos revues préférées ou pertinentes et de noter tout article qui semble intéressant ou lié à votre pratique. De nombreuses revues envoient gratuitement la table des matières par courriel.

Conseil
Demandez à trois de vos revues préférées de vous envoyer par courriel leur table des matières afin de vous aider à rester à jour.

MÉDIAS SOCIAUX : FACEBOOK ET YOUTUBE

Étant donné le déploiement exponentiel du monde des médias sociaux, vous pouvez commencer votre recherche à cet endroit. Il est intéressant de savoir que les plus importants organismes de financement en soins de santé au Canada (Instituts de recherche en santé du Canada) et aux États-Unis (National Institutes of Health) ont des pages sur Facebook comportant des récits liés à la recherche, incluant des résultats aux retombées importantes, des profils des chercheurs et des possibilités de financement. Ces pages comportent de courtes vidéos et des liens sur des sujets comme la COVID-19, la violence faite aux femmes et les personnes atteintes d'invalidité ou de démence. Parfois, vous pouvez même remonter le lien et retrouver les articles originaux de recherche. Vous pouvez aussi trouver le nom de l'auteur principal pour ensuite l'utiliser pour une recherche sur PubMed afin d'obtenir ses publications scientifiques les plus récentes et antérieures. Des chercheurs et des organismes en soins de santé déposent des vidéos sur YouTube portant sur leur recherche consacrée à divers thèmes comme les blessures chez l'enfant ou la sécurité des patients traités à domicile. Des vidéos utiles sont également disponibles sur YouTube concernant les méthodes de recherche quantitative, notamment la signification statistique, les rapports de cotes ou le risque relatif. Vous pouvez trouver également sur YouTube des explications sur la codification ou la théorie ancrée à l'égard des méthodes de recherche qualitative. Une astuce : recherchez une présentation récente en incluant l'année.

Voici des liens Facebook vers des pages nationales de médias sociaux de recherche dans quatre pays :

Australie : https://www.facebook.com/AusMedicalResearchInstitutes/

Canada : https://www.facebook.com/HealthResearchInCanada

Royaume-Uni : https://www.facebook.com/OfficialNIHR/

États-Unis : https://www.facebook.com/nih.gov/

4 Utilisation des résultats de la recherche

Alerte!
La pratique est rarement modifiée sur la base d'une seule étude.

UTILISATION DE LA RECHERCHE

Le principal objectif de la lecture des articles de recherche est l'accroissement de vos connaissances et l'amélioration de votre pratique professionnelle ou des soins de santé que vous prodiguez. **L'utilisation de la recherche** est la mise en application des résultats de recherche à la pratique, à l'éducation ou aux politiques. Il y a différentes manières d'utiliser la recherche. Vous pouvez l'utiliser à un niveau conceptuel, permettant d'intégrer des conclusions de la recherche dans votre pratique après une réflexion sur des résultats d'études. Par exemple, vous pourriez observer vos patients pour déterminer si les résultats de la recherche portant sur l'établissement et le maintien de relations thérapeutiques correspondent avec votre pratique ou laissent entrevoir de nouvelles avenues pour les pratiques ou politiques futures. Une autre façon d'utiliser la recherche à un niveau pratique est de réellement modifier vos actes et vos gestes (p. ex. ajouter un programme de formation sur la nutrition ou changer le moment de l'administration de l'héparine dans un appareil intraveineux intermittent). Le processus d'utilisation de la recherche peut être déclenché par (1) de nouveaux résultats de recherche, (2) un problème existant dans la prestation des soins, ou (3) le besoin d'améliorer les résultats de soins.

Alerte!
La mise en application de la recherche est toujours associée au jugement du praticien et à la participation du patient.

Les questions à se poser

La lecture de nouvelles données de recherche passionnantes et probantes peut susciter dans votre esprit les questions suivantes :

1. *Ces résultats de recherche* devraient-ils être implantés dans la pratique?
2. *Ces résultats de recherche* pourraient-ils être implantés dans la pratique?

Si la réponse à l'une ou l'autre de ces questions est oui, alors vous devez continuer d'approfondir l'exploration des possibilités de changer la pratique afin que les soins soient fondés sur les nouvelles données probantes. À ce stade, il serait indiqué de s'entretenir avec quelques-uns de vos collègues ou d'autres professionnels de la santé afin d'obtenir leur accord pour le changement et connaître leurs intérêts à participer à l'utilisation possible de la recherche dans la pratique. L'implantation de résultats d'études de recherche dans la pratique est un processus complexe qui prend place à la fois sur le plan individuel, de l'unité de soins, de l'établissement, de la région, de la province ou du pays. Plus couramment, il s'agit d'un effort d'équipe interprofessionnel.

Alerte!
Il est essentiel d'assurer la sécurité des patients lors de tout changement de pratique.

Une fois que vos collègues et vous-même vous sentez à l'aise avec les informations contenues dans l'étude de recherche, posez-vous les trois questions suivantes :

1. L'étude est-elle potentiellement utile à votre pratique en :
   * vous donnant un aperçu du point de vue des patients sur la santé et la maladie?
   * vous offrant de nouvelles façons d'évaluer les besoins des patients et des familles?
   * améliorant les procédures ou les interventions en matière de soins de santé?
   * améliorant la qualité de vie au travail?
   * fournissant de l'information pour les programmes de formation?
   * prodiguant des soins plus efficacement ou en toute sécurité?
2. Serait-il raisonnable de mettre en oeuvre les résultats de l'étude si :
   * les patients ou les professionnels de la santé sont comparables à ceux de votre milieu?
   * la sécurité des patients pourrait être maintenue?

Toute personne intéressée doit ne pas oublier comment tout changement dans la pratique clinique peut affecter la sécurité des patients. À ce stade, il est important de se poser la question suivante :

3. « Quelle est la puissance du ou des plans de recherche par rapport au changement de pratique requis? »

- N'oubliez pas que les plans de recherche servent des objectifs spécifiques; par exemple, certains plans de recherche sont conçus pour savoir quel traitement clinique ou quel programme de santé est plus efficace.
- D'autres types de plans de recherche, comme les enquêtes descriptives ou les études qualitatives, sont très importants, mais répondent à des questions différentes; par exemple, que pense une personne d'un plan d'action pour le contrôle de l'asthme?
- Les sources d'informations qui fournissent les preuves les plus prédictives sur le meilleur traitement sont considérées comme les plus solides. Ceci est essentiel lorsque le risque de traiter est élevé comparativement à celui de ne pas le faire.

Les essais contrôlés randomisés (ECR), et de préférence les revues systématiques de plusieurs ECR, sont les avenues de recherche les plus solides pour répondre aux questions de recherche associées à **l'efficacité** ou **l'efficience**. L'efficacité se rapporte à une étude hautement contrôlée avec des interventions idéales. Par exemple, pour la question de recherche « L'utilisation d'un plan d'action pour le contrôle de l'asthme administré par un professionnel de la santé dûment formé aide-t-elle à contrôler les symptômes? » Un ECR est le meilleur plan de recherche pour comparer l'efficacité d'un traitement (plan d'action pour le contrôle de l'asthme). D'autre part, et probablement par la suite, une étude de l'efficience utiliserait un plan de recherche reflétant des conditions réelles, par exemple, si tous les professionnels de la santé élaboraient des plans d'action pour le contrôle de l'asthme.

Conseil

Tous les plans de recherche et autres sources de données probantes peuvent fournir de l'information utile pour comprendre les aspects complexes des soins de santé.

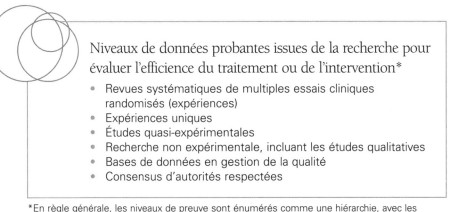

Niveaux de données probantes issues de la recherche pour évaluer l'efficience du traitement ou de l'intervention*

- Revues systématiques de multiples essais cliniques randomisés (expériences)
- Expériences uniques
- Études quasi-expérimentales
- Recherche non expérimentale, incluant les études qualitatives
- Bases de données en gestion de la qualité
- Consensus d'autorités respectées

*En règle générale, les niveaux de preuve sont énumérés comme une hiérarchie, avec les preuves les plus solides pour la mise en œuvre d'interventions ou de traitements au sommet.

Avertissement!

Les niveaux de preuve et les évaluations de la qualité des études varient. Il faut vérifier attentivement les évaluations numériques des auteurs, car le système de cotation n'est pas universel. Les hiérarchies ne suivent pas toutes un ordre descendant; parfois les cotes/niveaux peuvent n'être classés que par catégorie ou même suivre un ordre inversé.

Heureusement, il existe un nombre croissant de revues systématiques de la recherche disponibles pour les cliniciens affairés qui souhaitent davantage axer leur pratique sur la recherche que sur la tradition ou l'habitude. Lorsque vous envisagez un changement de votre pratique, il est bon de vérifier s'il existe des lignes directrices en matière de pratiques cliniques sur le même sujet.

LIGNES DIRECTRICES DE LA PRATIQUE CLINIQUE

Les lignes directrices de la pratique clinique, aussi intitulées *Guides de pratiques exemplaires* sont des outils utiles pour appliquer les résultats de la recherche. Ces documents présentent les recommandations à l'égard de la pratique qui sont habituellement basées sur une revue stricte d'un grand nombre d'études par des experts dans le domaine. Notez que la solidité ou la qualité des preuves peut varier à chacune des recommandations d'une ligne directrice. N'oubliez pas que la qualité des lignes directrices de la pratique clinique ou pratiques exemplaires devrait être évaluée avant d'en utiliser les recommandations.

Comment évaluer les lignes directrices

Il n'entre pas dans le cadre de ce livre d'évaluer officiellement la qualité des résumés et des lignes directrices sur les données probantes, car de nombreuses études et de nombreuses recommandations de puissance variable sont incluses dans chaque ligne directrice. Cependant, si vous souhaitez en savoir plus sur l'évaluation des lignes directrices, consultez Appraisal of Guidelines for Research and Evaluation (AGREE) à l'adresse https://www.agreetrust.org/. Une seconde génération d'outils, AGREE II Instrument, est disponible gratuitement, accompagnée d'outils de formation et d'exercices pratiques. Agree II est disponible en français, en espagnol et en 20 autres langues. Sur ce site Web, vous pouvez également effectuer des évaluations de lignes directrices en ligne et les sauvegarder pour référence ultérieure, de même que participer à des discussions avec d'autres utilisateurs.

Les décideurs des établissements de soins de santé qui visent à assurer des services actualisés et de haute qualité établissent des systèmes pour la revue et la mise à jour continues des politiques et des procédures. Ils utilisent de plus en plus de multiples lignes directrices de pratiques exemplaires, afin que leurs politiques organisationnelles correspondent aux dernières recommandations éprouvées issues de groupes internationaux, nationaux et provinciaux ou territoriaux. Pour démarrer, voici ci-dessous une liste de sites Web crédibles sur les lignes directrices.

Conseil

Recherchez des lignes directrices axées sur les pratiques cliniques d'organismes crédibles et rédigées pour votre discipline de même que celles rédigées pour d'autres disciplines membres de votre équipe interprofessionnelle sur le même thème.

Sites Web des lignes directrices sur la pratique

Cette liste n'est qu'un point de départ. Vous trouverez d'autres sites Web pour l'Australie, le Canada, le Royaume-Uni et les États-Unis en consultant le site http://evolve.elsevier.com/Davies/recherche/.

- *Lignes directrices sur les pratiques exemplaires en soins infirmiers, Association des infirmières et infirmiers autorisés de l'Ontario*
  https://rnao.ca/bpg
  Cinquante lignes directrices sur les pratiques cliniques axées sur les soins infirmiers et un environnement de travail sain, traduction des lignes directrices en plusieurs langues, mise en œuvre et ressources de formation pour le personnel et les patients.

- *Guidelines International Network*
  https://www.g-i-n.net/
  3 749 documents, provenant de 96 organisations, dans 87 pays
  Lignes directrices présentées en 19 langues. Liste des lignes directrices les plus consultées.

LA DÉCISION D'UTILISER LES RÉSULTATS DE RECHERCHE

Muni de recherche rigoureuse et des réponses à une foule de questions, vous êtes maintenant à même de démarrer le processus d'utilisation de la recherche. Si vous planifiez d'utiliser des résultats de recherche dans votre pratique, pensez à former un groupe de travail composé de personnes ayant les compétences et l'autorité pour entreprendre la démarche nécessaire au changement de la pratique.

Rassembler le soutien et les ressources

Si le changement de pratique proposé requiert de nouvelles politiques, procédures ou normes, ou la révision de celles-ci, ou si les modifications sont au-delà de vos responsabilités, faites part de ces informations à vos supérieurs, professeurs, collègues des ressources cliniques ou autres administrateurs. Eux aussi auront des questions pertinentes à poser afin d'identifier les obstacles et les ressources de soutien.

1. L'application des résultats serait-elle cohérente avec les politiques, procédures et normes actuelles de l'établissement de soins de santé?
   - De nouvelles politiques, procédures, normes ou directives médicales sont-elles nécessaires?
   - Le coût serait-il un obstacle?
   - Les résultats seraient-ils acceptables pour d'autres collègues, administrateurs ou autres disciplines de l'établissement?
2. Les bienfaits pour les patients valent-ils l'effort d'obtenir les ressources nécessaires pour effectuer le changement? Si les résultats de la recherche suggèrent une nouvelle orientation pour les soins des patients qui demande un changement de politiques, procédures ou normes, tenez compte de ce qui suit :
   - Connaissances ou compétences et attitudes des « acteurs concernés »
   - Disponibilité de l'équipement et du personnel
   - Temps et argent

Conseil

Si le changement désiré à la pratique est associé à une meilleure sécurité des patients et l'amélioration de la qualité des soins, vous avez plus de chances d'obtenir le soutien des autres.

Le processus d'utilisation de la recherche

Le processus d'utilisation de la recherche comprend ce qui suit :

* Trouver et évaluer les preuves (données probantes / résultats démontrés) de la recherche (Chapitres 2 et 3)
* Déterminer si un écart existe entre les résultats démontrés par la recherche et la pratique actuelle (p. ex. *la façon actuelle dont les soins sont dispensés*)
* Effectuer une analyse des intervenants, porter attention à ceux qui sont en autorité et chercher à obtenir leur soutien
* Évaluer et gérer les obstacles et les appuis au changement de la pratique
* Adapter les recommandations de la recherche à son milieu
* Encourager la collaboration et la rétroaction
* Établir un consensus
* Essayer le changement et évaluer son fonctionnement
* Trouver un moyen de pérenniser la nouvelle pratique, si elle est efficace et fonctionne bien
* Faire le suivi des nouvelles recherches pour déterminer si le changement de pratique est toujours le « meilleur »

Utilisation de la recherche dans la pratique

Obstacles courants	Mesures visant à éliminer les obstacles
Attitudes	Défenseurs, **leaders d'opinion** avec des attitudes positives
Connaissances ou compétences	Formation du personnel et des étudiants Échanges interprofessionnels
Temps	Temps dédié Charge de travail gérable Un échéancier réaliste
Ressources humaines	Personnel suffisant, surtout aux stades initiaux
Équipement	Accès aux instruments et à l'espace requis
Connaissances des patients	Formation destinée aux patients, aux familles et à la communauté
Dirigeants	Doivent être bien informés, d'un grand soutien et accessibles Bonne communication, attentes claires
Installations	Évaluation des progrès, gestion financière

Une recherche d'évaluation peut être menée pendant le processus d'utilisation de la recherche pour évaluer le fonctionnement d'un nouveau programme ou d'une politique révisée. Une adaptation supplémentaire de l'espace, des connaissances ou du personnel sera peut-être nécessaire pour obtenir les résultats souhaités pour les patients. Généralement, il faut un ou deux ans pour apporter un changement notable dans la pratique.

Il existe des livres, des articles et des organisations consacrés au sujet de l'utilisation de la recherche ou « **l'application des connaissances** », consultez donc la bibliographie de ce livre et d'autres ressources. Il existe également un grand nombre de théories relatives à l'utilisation de la recherche pour mieux naviguer dans ce processus complexe et pour garder tout le monde sur la même longueur d'onde. C'est un travail ardu, mais combien gratifiant et accompagné de moments agréables lorsqu'on voit de plus en plus de personnes s'impliquer dans l'idée d'améliorer la pratique par l'utilisation de la recherche et les patients qui reçoivent de meilleurs soins et de meilleurs résultats.

VOUS VOULEZ EN SAVOIR PLUS?

Les adresses de sites Web peuvent changer et de nouveaux sites sont créés continuellement. Pour une liste exhaustive et à jour, consultez le site Web d'accompagnement de ce livre http://evolve.elsevier.com/Davies/recherche/. Vous y trouverez de nombreux liens complémentaires.

Envisagez également certaines des actions suivantes :

- Consultez notre bibliographie et la liste des revues avec comité de lecture.
- Recherchez des cours sur la recherche dans les collèges et universités locaux.
- Demandez au département de formation de votre employeur d'organiser des conférences, des téléconférences et des ateliers.
- Communiquez avec les organismes professionnels afin d'obtenir obtenir des ressources et qu'ils organisent des conférences.
- Invitez l'auteur d'articles de recherche à venir s'entretenir avec votre groupe.
- Formez un club de lecture.
- Impliquez-vous dans les comités de pratique et de politiques de votre employeur.

Bibliographie

Voici quelques suggestions pour vous aider à démarrer si vous souhaitez en savoir plus sur les méthodes de recherche et la pratique fondée sur les preuves :

Creswell, J. W., & Creswell, J. D. (2018). *Research design: Qualitative, quantitative, and mixed methods approaches* (5e édition). Los Angeles, CA: Sage Publications.

Grove, S. K., & Gray, J. R. (2019). *Understanding nursing research: Building an evidence-based practice* (7e édition). Toronto, ON: Elsevier.

LoBiondo-Wood, G., Haber, J., Cameron, C., & Singh, M. (2018). *Nursing research in Canada: Methods, critical appraisal, and utilization* (4e éd. can.). Milton, ON: Elsevier.

Loiselle, C. G., Profetto-McGrath, J., Polit, D., & Beck, C. T. (2017). *Canadian essentials of nursing research* (3e édition). Vancouver, BC: Collège Langara.

Melnyk, M. M., & Fineout-Overholt, E. (2019). *Evidence-based practice in nursing and healthcare: A guide to best practice* (4e édition). Philadelphie: Wolters Kluwer/ Lipincott Williams et Wilkins.

Plano Clark, V. L., & Ivankova, N. V. (2017). *Mixed methods research: A guide to the field*. Los Angeles, CA: Sage Publications.

Polit, D. F., & Beck, C. T. (2017). *Nursing research: Generating and assessing evidence for nursing practice* (10e édition). Philadelphie, PA: Wolters Kluwer.

Polit, D. F., & Beck, C. T. (2018). *Essentials of nursing research: appraising evidence for nursing practice* (9e édition). Philadelphie, PA: Wolters Kluwer Health.

Smith, M., & Liehr, P. R. (2018). *Middle range theory for nursing* (4e édition). New York, NY: Springer.

Straus, S., Tetroe, J., & Graham, I. D. (2013). *Knowledge translation in health care: Moving from evidence to practice* (3e édition). Oxford, Royaume-Uni: Wiley-Blackwell.

Thorne, S. (2016). *Interpretive description: Qualitative research for applied practice* (2e édition). New York: Routledge.

Woo, K. (2018). *Polit & Beck, Canadian essentials of nursing research* (4e édition). Philadelphie, PA: Wolters Kluwer.

Glossaire

Amélioration de la qualité p. 3   Une méthode d'évaluation et d'amélioration des processus des soins de santé, utilisant souvent une approche multidisciplinaire pour résoudre des problèmes.

Ampleur de l'effet p. 31   La force de corrélation entre deux variables ou l'estimation de l'impact d'une intervention.

Analyse de régression p. 32   Un test statistique conçu pour prédire un résultat en fonction des valeurs d'un ou plusieurs facteurs.

Analyse de variance (ANOVA) p. 30   Un test statistique visant à comparer les différences entre les moyennes de trois groupes ou plus en calculant la variabilité entre les groupes et à l'intérieur de chacun des groupes.

Analyse de variance multivariée (MANOVA) p. 30   Un test statistique des différences entre les scores moyens de deux groupes ou plus sur deux variables de résultats ou plus considérées en même temps.

Analyse inductive p. 11   Le processus de recherche qualitative consistant à travailler à partir d'observations et de données spécifiques pour arriver à des conclusions générales.

Application des connaissances p. 59   Le processus d'utilisation des résultats de la recherche ou de nouvelles connaissances dans la pratique, la politique ou l'éducation pour améliorer la santé.

Approche déductive p. 18   Une approche quantitative appliquant des faits connus ou une théorie.

Article de recherche p. 2   Une publication sur une étude de recherche rédigée par les chercheurs.

Biais d'attrition p. 23   La perte de sujets d'une étude peut influencer les résultats. Les raisons de ces pertes peuvent inclure l'abandon, le décès ou le refus de continuer.

Biais de mesure p. 23   Influences qui affectent la façon dont les données sont recueillies ou codées.

Biais de notification p. 23   Les éditeurs de revues et les chercheurs sont davantage susceptibles de publier des résultats positifs plutôt que des résultats négatifs ou des résultats mitigés.

Biais de performance p. 20   Influences affectant les soins fournis ou par le personnel ou reçus par les patients parce qu'ils savent qu'ils participent à une étude. Parfois contrôlées par des placebos.

Biais de sélection p. 23   Influences affectant la manière dont les participants ont été sélectionnés et/ou répartis dans les groupes d'étude.

Cohérence interne p. 26   Le degré avec lequel les éléments d'une échelle ou d'un outil de collecte de données reflètent le même concept.

Collaboration Cochrane p. 43   Une organisation internationale visant l'élaboration et la mise à jour de revues systématiques sur des sujets liés à l'efficacité des soins de santé.

Comparaison constante p. 12   Une technique d'analyse de la théorie ancrée servant à clarifier la théorie en développement en comparant les données telles qu'elles sont recueillies avec les données précédemment recueillies.

Concept p. 7   Une idée abstraite composée d'éléments essentiels, formée par l'examen rigoureux de circonstances spécifiques (p. ex. le deuil).

Constructivisme p. 8   Un paradigme sous-jacent à la recherche qualitative qui suppose de multiples interprétations construites de la réalité.

Description dense p. 12   Un rapport détaillé des pratiques culturelles, utilisé en ethnographie pour présenter des résultats et apporter des preuves de rigueur.

Échantillon p. 43   La partie d'une population qui est sélectionnée pour participer à une étude.

Enquête p. 22   Étude de recherche non expérimentale utilisant des questionnaires ou des entretiens / entrevues pour obtenir des renseignements, comme les opinions, les préférences, les attitudes ou les activités des personnes.

Entretien / Entrevue non structuré(e) p. 17   Un entretien (ou entrevue) sans plan préétabli quant à la substance ou au déroulement des questions posées.

Entretien / Entrevue semi-structuré(e) p. 17   Un entretien (ou entrevue) flexible dans lequel il n'y a pas de liste précise de questions, seulement un cadre pour les sujets à aborder.

Essai contrôlé randomisé en grappes p. 20   Répartition aléatoire par grappes ou groupe (cluster) à une intervention expérimentale ou à un groupe témoin.

Essai contrôlé randomisé (ECR) p. 20   Une étude expérimentale conçue pour vérifier l'impact d'un nouveau traitement ou d'une nouvelle intervention, avec répartition aléatoire des participants à un traitement faisant appel à un ou plusieurs groupes de contrôle (témoin) ou de comparaison; peuvent être effectués dans une unité clinique. Autre dénomination : *essai clinique randomisé*.

Étude de cohorte p. 21   Un modèle (plan expérimental) intitulé étude observationnelle suivant un groupe défini (cohorte) ou des sous-groupes (cohortes) au fil du temps.

Étude cas-témoins p. 21   Un plan de recherche qui associe des types semblables de patients qui reçoivent le traitement (c'est-à-dire des cas) avec des patients qui ne reçoivent pas le traitement (c'est-à-dire des témoins).

Étude de cas p. 13   Un plan de recherche qui s'intéresse en profondeur à des populations spécifiques (souvent petites) ou à des événements bien définis qui sont limités dans le temps.

Étude d'efficience p. 54   Une étude conçue pour refléter les conditions ordinaires et quotidiennes, généralement menée à la suite des résultats positifs d'une étude d'efficacité.

Étude d'efficacité p. 54   Une étude conçue dans des conditions hautement contrôlées reflétant une situation idéale.

Évaluation technologique p. 44   Évaluation de médicaments, de dispositifs médicaux, d'interventions chirurgicales ou de programmes de promotion de la santé. Les preuves cliniques et d'établissement des coûts fournies par les fabricants et les chercheurs sont examinées par des décideurs et des groupes d'experts. Les recommandations peuvent être positives, négatives ou favorables à une utilisation dans des populations spécifiques.

Évalués par les pairs / Avec comité de lecture p. 46   Un projet, article ou résumé de recherche évalué par des experts dans un domaine (pairs) à des fins de financement, de publication ou de présentation à une conférence.

Facteur d'impact p. 47   Un score qui évalue la fréquence à laquelle un article moyen de revue est cité à titre de référence sur une durée de 1 an ou 5 ans.

Fiabilité p. 14   Désigne la rigueur (qualité) associée au processus et aux résultats de la recherche qualitative.

Fidélité p. 22   Le degré avec lequel un outil de collecte de données mesure de façon constante le même attribut qu'il doit mesurer, ou avec lequel les résultats peuvent être reproduits.

Fidélité inter-évaluateurs p. 26   Le degré avec lequel deux personnes (évaluateurs) travaillant indépendamment et utilisant le même outil de recherche, en même temps, obtiennent des résultats semblables.

Fidélité test–retest. p. 26   Mesure de la stabilité d'un outil de collecte de données. Le degré avec lequel les scores restent les mêmes au fil du temps dans des conditions similaires.

Graphique en forêt p. 42   Une figure illustrant les différents résultats de plusieurs études sur un critère d'évaluation commun dans une méta-analyse pour en déterminer le résultat global.

Groupe de discussion p. 16   Groupe d'individus interrogés ensemble sur un sujet commun à chacun d'eux.

Guide de pratique clinique pp. 4, 55   Un document qui comprend des recommandations pour les services de santé, l'éducation et/ou les politiques fondées sur des preuves de recherche crédibles.

Hypothèse p. 8   Un énoncé qui prédit les relations entre les variables.

Intervalle de confiance (IC) p. 30   Une plage de valeurs dans laquelle la vraie valeur devrait se trouver.

Leaders d'opinion p. 58   Personnes influentes dans un groupe de pairs.

Littérature grise p. 42   Cela comprend toute une gamme d'études de recherche non publiées et de rapports gouvernementaux, y compris des actes de conférence, des bulletins d'information et des rapports annuels.

Longitudinal p. 22   Suivi effectué sur une longue période de temps.

Méta-analyse p. 42   Une technique statistique permettant de combiner les résultats d'études quantitatives sur un sujet donné.

Métasynthèse p. 42   Une approche conçue pour comparer et intégrer les résultats d'études qualitatives sur un sujet donné.

Piste d'audit p. 15   Un enregistrement du processus utilisé dans les études qualitatives pour noter les décisions et les actions prises.

Plan corrélationel p. 21   Un plan d'étude qui examine les interrelations statistiques entre les variables.

Plan de recherche à séries chronologiques / temporelles p. 21   Un modèle de recherche dans lequel les données sont recueillies et analysées à plusieurs moments (points temporels) différents, généralement avant et après une intervention.

Plan de recherche prétest / post-test p. 20   Un modèle avec des données recueillies avant (pré) et après (post) que les sujets reçoivent une intervention ou un traitement expérimental. Autre dénomination : *plan de recherche avant / après*.

Positivisme p. 8   Un paradigme sous-jacent à la recherche quantitative qui suppose que la réalité peut être observée et étudiée.

Pratique fondée sur les preuves / données probantes p. 3   Décisions de pratique fondées sur des recherches fiables et valides et d'autres informations systématiques (qui devraient tenir compte de l'expérience et du jugement du praticien et des préférences du patient).

Projet de recherche p. 2   Un protocole décrivant pourquoi et comment une étude sera menée si les autorisations sont obtenues.

Prospective p. 21   Étude qui suit les patients au fil du temps.

Puissance p. 25   La capacité d'une étude à détecter des résultats statistiquement significatifs à l'aide de formules mathématiques, en fonction de la taille potentielle de l'échantillon ainsi que du type et de la fréquence du critère d'évaluation à examiner.

Rapport de cotes (RC) p. 31   Un rapport de cotes (probabilité) d'un résultat dans un groupe par rapport à la probabilité du résultat dans un autre groupe.

Rapport de recherche p. 4   Rapport d'étude – Une description d'une étude qui comprend pourquoi et comment elle a été réalisée, mettant l'accent sur les résultats.

Recherche d'évaluation p. 59   Une étude visant à évaluer le rendement (performance) d'un programme, d'une politique ou d'une pratique.

Recherche ethnographique p. 12   Recherche utilisant une méthode qualitative, fondée sur l'anthropologie, qui est axée sur la culture d'un groupe pour connaître sa vision du monde.

Recherche féministe p. 8   Des études qui se concentrent socialement et historiquement sur des questions liées au genre (le féminisme).

Recherche historique p. 13   Une enquête visant à rechercher des modèles et des tendances parmi des événements passés et leur pertinence pour le présent.

Revue intégrative p. 42   Une revue de la littérature qui assimile les résultats des études de recherche en les comparant et en les confrontant afin de décrire l'état des connaissances. Ceci peut inclure des études de recherche qualitative et quantitative.

Recherche par méthodes mixtes p. 9   Une approche d'étude qui combine à la fois des composants quantitatifs et qualitatifs, simultanément ou séquentiellement dans le même projet de recherche.

Recherche narrative p. 12   Un plan de recherche qualitative qui examine un récit oral ou écrit décrivant une série d'événements qui se sont déroulés au fil du temps.

Recherche-action participative p. 13   Recherche au cours de laquelle le chercheur et le groupe participant partagent la propriété d'un projet pour enquêter sur un problème social qui les concerne avec l'intention de responsabiliser les gens et de résoudre certains problèmes.

Recherche phénoménologique p. 12   Recherche qualitative, ancrée dans la philosophie et la psychologie, qui décrit ou interprète l'expérience vécue des gens.

Recherche qualitative p. 9   Une enquête inductive et approfondie des phénomènes de manière holistique qui utilise un plan de recherche flexible.

Recherche quantitative p. 9   L'étude des phénomènes qui utilise des mesures précises pour produire des données qui sont soumises à une analyse statistique.

Réduction phénoménologique p. 14   Un processus de recherche phénoménologique visant à identifier et à annuler les idées préconçues du chercheur sur le sujet d'étude.

Régression multiple p. 32   Un test statistique conçu pour déterminer l'impact de deux ou plusieurs variables prédictives (indépendantes) sur une variable de résultat (dépendante).

Répartition aléatoire p. 20   Autre dénomination : Randomisation. L'affectation des participants à des groupes d'étude basée sur le hasard (par exemple, en utilisant une table de nombres aléatoires). Chaque participant possède une probabilité égale de se retrouver dans chaque groupe d'étude.

Revue prédatrice p. 48   Revues en libre accès sur Internet qui sont considérées comme de fausses revues administrées par des personnes intéressées à publier rapidement à des fins lucratives et sans évaluation par les pairs.

Rétrospective p. 21   Étude examinant dans le passé des variables ou des événements qui se sont déjà produits.

Revue de l'ensemble des connaissances p. 42   Une recherche à grande échelle et un résumé de la recherche dans un domaine pour décrire ce qui est connu et ce qui ce qui ne l'est pas. Peut inclure des rapports publiés et non publiés.

Revue systématique p. 42   Une synthèse ou l'intégration des études de recherche.

Rigueur p. 9   Les stratégies utilisées dans les études de recherche pour obtenir la vérité et assurer l'exactitude / la précision scientifique.

Risque relatif (RR) p. 32   Le rapport de la probabilité qu'un événement se produise (risque) dans un groupe qui a reçu une intervention de traitement par rapport à un groupe témoin n'ayant pas reçu l'intervention. RR = 1 signifie aucune différence. Connu aussi sous le nom de rapport de risque.

Saturation des données p. 16   Un point temporel au cours de la collecte et de l'analyse des données d'une étude qualitative où il n'y a plus de nouvelles idées ou catégories ni de nouveaux thèmes.

Sensibilité p. 27   La capacité d'un test de diagnostic à détecter qui est atteint d'une affection ou d'une maladie.

Source secondaire p. 42   Un article rédigé par une personne différente de l'auteur de l'étude de recherche, généralement un article de synthèse.

Spécificité p. 27   La capacité d'un test de diagnostic à détecter qui n'est pas atteint d'une affection ou d'une maladie.

Statistiquement significatif p. 28   Le résultat d'un calcul statistique qui montre une corrélation entre les variables de l'étude qui n'est probablement pas imputable au seul hasard.

Stratégie ancrée concomitante p. 35   Une approche à méthodes mixtes qui recueille des données qualitatives et quantitatives en même temps, mais accorde une priorité supérieure à l'une des parties. La partie pondérée inférieure est intégrée dans l'ensemble de données dominant.

Stratégie de triangulation concomitante p. 35   Une étude à méthodes mixtes qui recueille et analyse des données quantitatives et qualitatives en même temps et *intègre* les deux bases de données ce qui permet de les comparer. Cette stratégie de triangulation compense certaines des limites présentes dans chaque approche et augmente la validité des résultats. Idéalement, une importance égale est accordée aux deux approches.

Stratégies émergentes p. 11   Une stratégie de recherche qualitative qui n'est pas figée et qui peut changer au cours du processus de collecte des données afin d'en apprendre davantage sur le problème ou la question auprès des participants.

Statistique Kappa p. 31   Un test analytique conçu pour déterminer le niveau de concordance observé au-delà du hasard.

Stratégie explicative séquentielle p. 34   Une étude à méthodes mixtes qui implique la collecte et l'analyse de données quantitatives dans une première partie de l'étude, suivie de la collecte et de l'analyse de données qualitatives afin d'expliquer plus en profondeur et de s'appuyer sur le premier ensemble de résultats.

Stratégie exploratoire séquentielle p. 34   Une étude à méthodes mixtes qui commence par l'étape qualitative, suivie de l'étape quantitative de l'étude. L'étape qualitative sert à explorer le sujet; la partie quantitative s'appuie sur les résultats trouvés.

Taux de citation p. 47   Indice de citation – Le nombre moyen de citations ou de références à des publications originales d'auteurs dans une revue dans un domaine d'étude, généralement sur un an.

Test du Khi-carré (χ^2) p. 30   Un test statistique conçu pour évaluer les différences de proportions à l'aide de données provenant de catégories.

Test t p. 29   Un test statistique utilisé pour analyser la différence entre deux scores moyens.

Théorie ancrée p. 12   Recherche qualitative dont le but ultime est d'élaborer une théorie à partir de données dérivées (ancrées / intégrées) d'exemples réels / concrets.

Théorie critique p. 8   Une théorie sociale orientée vers la critique des idées dominantes dans le but de créer un changement social et culturel.

Travail sur le terrain p. 12   Longue période de temps passée et notes prises dans un cadre de recherche qualitative (de terrain) au sujet d'observations et leur interprétation.

Triangulation p. 15   Utilisation de plusieurs sources (méthodes, collecte de données, théories) pour aider à valider les informations.

Utilisation de la recherche p. 52   L'application des résultats / conclusions d'une étude à la pratique ou aux politiques.

Validité du contenu p. 26   Le degré avec lequel les éléments d'un outil de collecte de données reflètent fidèlement le sujet à l'étude.

Variable expérimentale p. 18   L'intervention ou le traitement manipulé. Autre dénomination : *variable indépendante*.

Validité externe p. 23   Le degré avec lequel les résultats de la recherche peuvent être généralisés ou appliqués à d'autres milieux ou échantillons.

Variable exogène p. 18   Une variable qui perturbe (confond) la relation entre les variables indépendantes et dépendantes.

Validité interne p. 22   Le degré avec lequel la conception / le plan et la méthodologie de l'étude produisent des résultats valides et précis et avec lequel les facteurs non contrôlés ou externes ne sont pas responsables des résultats.

Valeur-p p. 29   La *valeur*-p, ou valeur de probabilité, indique la probabilité de retrouver les résultats observés. Une petite *valeur*-p telle que p ≤ 0,05 (5 sur 100) indique que les résultats sont peu probables en raison du hasard et suggère que les variables sont corrélées.

Validité p. 22   Le degré avec lequel un outil de collecte de données mesure avec précision ce qu'il vise à mesurer.

Variable de résultat p. 18   La caractéristique mesurée pour trouver les résultats. Autre dénomination : *variable dépendante*.

Variable p. 7   Un attribut ou une caractéristique d'une personne ou d'un objet qui varie (prend des valeurs différentes).

Variance p. 32   Une mesure statistique de la dispersion (variation) des scores.

Vérification des membres p. 15   Une validation de la crédibilité de la recherche qualitative obtenue par les commentaires des participants à l'étude sur les résultats de l'étude.

Revues qui publient des études recherche avec comité de lecture (évaluées par des pairs)

Cette liste, qui n'est pas exhaustive, constitue un bon point de départ. Pour obtenir une liste des sites Internet des revues, veuillez consulter le site Internet qui accompagne ce livre à l'adresse http://evolve.elsevier.com/Davies/recherche/.

REVUES DE LANGUE FRANÇAISE
Aporia (en ligne)
L'Infirmière de Québec
Nouvelles pratiques sociales
Reflets : revue ontaroise d'intervention sociale et communautaire
RSI - Recherche en soins infirmiers
Soins - la revue de référence infirmière

REVUES DE LANGUE ANGLAISE
American Journal of Critical Care
Applied Nursing Research
BMC Palliative Care
Canadian Journal of Occupational Therapy
Canadian Journal of Public Health
Canadian Medical Association Journal
Cancer Nursing
Clinical Nursing Research
Implementation Science
International Journal of Dental Hygiene
International Journal of Nursing Studies
Journal of Aging and Health
Journal of Cardiovascular Nursing
Journal of Community Health Nursing
Journal of Mixed Methods Research
Journal of Nursing Scholarship
Journal of Obstetric, Gynecologic, & Neonatal Nursing
Journal of Primary Care and Community Health
Nursing Research
Physiotherapy Canada
Qualitative Health Research
Research in Nursing & Health
Respiratory Care
Social Work in Health Care
Topics in Stroke Rehabilitation
Worldviews on Evidence-Based Nursing

Recherche qualitative
LA FEUILLE DE TRAVAIL
D'ACCOMPAGNEMENT DU LECTEUR

Titre de l'article : _____

Auteur(s) : _____

TITRE

Domaine d'intérêt   Oui ❑   Non ❑   Peut-être ❑
Méthode d'intérêt   Oui ❑   Non ❑   Peut-être ❑
Population d'intérêt   Oui ❑   Non ❑   Peut-être ❑

RÉSUMÉ

Résultats utiles?   Oui ❑   Non ❑   Peut-être ❑

INTRODUCTION

Pourquoi l'étude a-t-elle été effectuée (c.-à-d. le problème, la préoccupation, l'enjeu, la question)?

_____

_____

Quel est le but de l'étude ou à quelle(s) question(s) le chercheur tente-t-il de répondre (p. ex. revue de littérature)?

_____

_____

Quels sont les concepts clés (p. ex. douleur, deuil, soins infirmiers)?

_____

_____

La plupart des références sont-elles récentes (moins de 5 à 10 ans)?   Oui ❑   Non ❑
Si non, cet article est-il une référence classique ou inédite / innovante ou a-t-il récemment acquis un regain d'importance (p. ex. recherche associée aux maladies avec immunisation préventive)?

_____

Cite-t-il des experts?   Oui ❏ Non ❏ Incertain ❏

Veuillez noter : Après avoir lu quelques études sur le même sujet, vous commencerez à reconnaître les noms des experts dans ce domaine, car ces auteurs seront les plus fréquemment cités.

MÉTHODES

Plan de recherche

Quel est le plan de recherche (p. ex. étude de cas, théorie ancrée, phénoménologie, recherche narrative)?

_____

_____

Le plan de recherche est-il approprié pour répondre à la question de recherche?
Oui ❏   Non ❏   Incertain ❏

Échantillon

Quelles sont les caractéristiques d'inclusion et d'exclusion des participants à l'étude (p. ex. état de santé, âge, niveau de scolarité, genre, appartenance ethnique, profession, statut socio-économique)?

Inclusion :

_____

_____

Exclusion :

_____

_____

La sélection des participants cadre-t-elle avec le concept étudié?
Oui ❏   Non ❏   Incertain ❏

Où les participants ont-ils été recrutés (p. ex. groupe d'entraide, service clinique)?

_____

_____

Quelles étaient les méthodes utilisées pour la sélection des participants (p. ex. d'échantillonnage intentionnelle, méthode par boule de neige)?

_____

_____

Considérations éthiques pour la recherche

Le consentement éclairé a-t-il été obtenu?	Oui ❑	Non ❑
Les participants étaient-ils raisonnablement aptes à participer?	Oui ❑	Non ❑
L'étude était-elle potentiellement ou réellement préjudiciable pour les participants ou d'autres personnes?	Oui ❑	Non ❑

Énumérez tous les problèmes d'ordre éthique associés à l'étude qui vous préoccupent à titre de lecteur et possible utilisateur de la recherche (p. ex. véracité, confidentialité, coercition).

_____

_____

Milieu

Dans quel milieu les données ont-elles été recueillies?
Service hospitalier ❑   Domicile ❑   Chambre privée ❑   Autre ❑

_____

Collecte des données

Quelle méthode ou quelles stratégies ont été utilisées pour la collecte des données?
Groupe de discussion ❑   Entrevue semi-structurée ou structurée ❑   Entrevue non structurée ❑   Observation ❑   Autre ❑ _____

Le chercheur a-t-il expliqué son rôle dans le processus de collecte des données?
Oui ❑   Non ❑   Non précisé ❑
Comment les données ont-elles été enregistrées (p. ex. notes de terrain, enregistrements audio ou vidéo)?

_____

_____

Des stratégies ont-elles été utilisées pour assurer la rigueur et la fiabilité?
Oui ❑   Non ❑   Non précisé ❑
Si oui, de quelles stratégies s'agissait-il (p. ex. révision par d'autres, exemples fournis, piste d'audit)?

_____

_____

ANALYSE DES DONNÉES

Le chercheur a-t-il examiné d'un œil critique son rôle, ses hypothèses et ses idées préconçues?
Oui ❏   Non ❏   Incertain ❏
Les données ont-elles été analysées de façon inductive?
Oui ❏   Non ❏   Pas précisé ❏

Quelles méthodes d'analyse des données ont été utilisées (c.-à-d. comment les catégories ou thèmes ont-ils été dérivés)?

_____

_____

La saturation des données ou la redondance des informations a-t-elle été atteinte?
Oui ❏   Non ❏   Non précisé ❏   Sans objet ❏

RÉSULTATS ET DISCUSSION

Quelles sont les principaux résultats / principales conclusions de l'étude (c'est-à-dire, principales catégories ou principaux thèmes qui ont été mis en lumière)?

_____

_____

Quelles informations sont présentées dans les figures ou tableaux? Ceux-ci faciles à comprendre ou portent-ils à confusion?

_____

_____

Êtes-vous d'accord avec l'interprétation des résultats par le chercheur?
Oui ❏   Non ❏ Si non, pourquoi?

_____

_____

Les résultats sont-ils cohérents avec la recherche antérieure?
Oui ❏   Non ❏   Sans objet ❏ Si non, pourquoi?

_____

_____

L'interprétation est-elle logique d'un point de vue théorique?
Oui ❑   Non ❑   Sans objet ❑
Si non, pourquoi?

_____

_____

L'interprétation propose-t-elle des idées que vous pouvez exploiter?
Oui ❑   Non ❑   Sans objet ❑
Si non, pourquoi?

_____

_____

IMPRESSIONS GÉNÉRALES

Dans l'ensemble, l'article est-il important ou significatif pour la pratique en soins de santé?
Oui ❑   Non ❑
Les résultats ont-ils trouvé un écho chez vous (semblent corrects et familiers) et correspondent-ils à votre pratique?
Oui ❑   Non ❑
Si oui, pourquoi? Si non, sont-ils néanmoins utiles pour d'autres?

_____

_____

Les principales limites de l'étude (deux ou trois) :

_____

_____

Les principales forces de l'étude (deux ou trois) :

_____

_____

Les résultats sont-ils adaptables à votre pratique?   Oui ❑   Non ❑   Incertain ❑

_____

Recherche quantitative
LA FEUILLE DE TRAVAIL
D'ACCOMPAGNEMENT DU LECTEUR

Titre de l'article : _____

Auteur(s) : _____

TITRE

Domaine d'intérêt	Oui ❏	Non ❏	Peut-être ❏
Méthode d'intérêt	Oui ❏	Non ❏	Peut-être ❏
Population d'intérêt	Oui ❏	Non ❏	Peut-être ❏

RÉSUMÉ

Résultats utiles?   Oui ❏   Non ❏   Peut-être ❏

INTRODUCTION

Pourquoi l'étude a-t-elle été effectuée (c.-à-d. le problème, la préoccupation, l'enjeu, la question)?

_____

_____

Quel est le but de l'étude ou à quelle(s) question(s) le chercheur tente-t-il de répondre (p. ex. revue de littérature)?

_____

_____

Quels sont les concepts et les variables clés (p. ex. le niveau de douleur, la confiance, l'activité physique)?

Concepts étudiés :

_____

_____

La variable expérimentale (indépendante) est définie comme étant :

_____

_____

La variable dépendante (résultats) est définie comme étant :

_____

_____

Les autres variables que le chercheur n'a pas prises en compte et qui pourraient influencer les résultats sont :

_____

_____

Notez qu'il existe parfois de nombreux facteurs inclus dans les enquêtes descriptives et non pas des critères d'évaluation primaires ou secondaires. Si c'est le cas dans l'article que vous lisez, faites-en une description générale.

_____

_____

La plupart des références sont-elles récentes (moins de 5 à 10 ans)?
Oui ❑   Non ❑

Si non, cet article est-il une référence classique ou inédite / innovante ou a-t-il récemment acquis un regain d'importance (p. ex. recherche liée aux maladies avec immunisation préventive)?

_____

_____

Cite-t-il des experts?   Oui ❑   Non ❑   Incertain ❑

Veuillez noter : Après avoir lu quelques études sur le même sujet, vous commencerez à reconnaître les noms des experts dans ce domaine, car ces auteurs seront les plus fréquemment cités.

MÉTHODES

Plan de recherche

Quel est le plan de recherche (p. ex. enquête, étude de cas, étude de cohorte)?

_____

_____

ÉCHANTILLON

Quelle logique justifie la taille de l'échantillon (p. ex. calcul de la puissance)?

Quelles sont les caractéristiques d'inclusion et d'exclusion des participants à l'étude (p. ex. état de santé, âge, niveau de scolarité, genre, appartenance ethnique, profession, lieu de résidence, statut socio-économique)?

Inclusion :

Exclusion :

Les participants sont-ils semblables à ceux de votre milieu?
Oui ❏   Non ❏   Quelque peu ❏

Quelles étaient les méthodes utilisées pour la sélection des participants (p. ex. commodité, quota, sélection aléatoire, sujets volontaires)?

Pensez-vous que les méthodes utilisées pour sélectionner les participants à l'étude ont biaisé les résultats?
Biais de sélection   Oui ❏   Non ❏
Si oui, comment?

Y a-t-il eu de nombreux refus, retraits, abandons ou décès?
Biais d'attrition   Oui ❏   Non ❏
Considérations éthiques pour la recherche

Le consentement éclairé a-t-il été obtenu?   Oui ❏   Non ❏
Les participants étaient-ils raisonnablement aptes à participer?   Oui ❏   Non ❏
L'étude était-elle potentiellement ou réellement préjudiciable   Oui ❏   Non ❏
pour les participants ou d'autres personnes?

Énumérez tous les problèmes d'ordre éthique associés à l'étude qui vous préoccupent à titre de lecteur et possible utilisateur de la recherche (p. ex. véracité, confidentialité, coercition).

_____

_____

Milieu

Dans quel milieu les données ont-elles été recueillies?

Service hospitalier ❑   Domicile ❑   Chambre privée ❑   Laboratoire ❑   Autre ❑

Expérience (le cas échéant)

Quel était le traitement ou l'intervention spécifique?

_____

_____

Les participants à l'étude savaient-ils s'ils recevaient l'intervention ou un placebo?

Oui ❑   Non ❑

Quelles méthodes ont été utilisées pour assurer la répartition à l'aveugle (le cas échéant) afin que ni les participants, ni le personnel, ni les collecteurs de données ne possèdent de renseignements susceptibles d'influencer les résultats?

_____

_____

Y a-t-il eu contamination ou mélange de traitements entre les groupes à l'étude?

Oui ❑   Non ❑

_____

_____

Y a-t-il eu d'autres facteurs associés à l'intervention ou au traitement qui auraient pu influencer les résultats (p. ex. contamination entre les traitements, les patients ou le personnel)?

Biais de performance   Oui ❑   Non ❑

Si oui, lesquels?

_____

_____

Collecte des données

Quelles méthodes ou outils ont été utilisés pour la collecte des données?
Questionnaire ❏   Entrevue ❏   Examen des dossiers ❏
Acte médical / examen ❏ Observation ❏   Autre ❏ _____

Des méthodes ont-elles été utilisées pour assurer la fidélité des données
recueillies (p. ex. différences entre les évaluateurs, différences entre les points
temporels de mesure)?
Oui ❏   Non ❏   Non mentionné ❏
Si oui, lesquelles?

_____

_____

Des méthodes ont-elles été utilisées pour assurer la validité des données
recueillies (p. ex. révision par des experts, comparaison avec d'autres mesures)?
Oui ❏   Non ❏   Non mentionné ❏
Si oui, lesquelles?

_____

_____

Pensez-vous que les méthodes de mesure ont biaisé les résultats?
Biais de mesure   Oui ❏   Non ❏
Si oui, comment?

_____

_____

ANALYSE DES DONNÉES

Quelles méthodes statistiques ont été utilisées pour l'analyse des données?

_____

_____

RÉSULTATS

Le taux de réponse était-il satisfaisant (plus il est élevé, mieux c'est; par exemple > 80 % pour les entrevues et les enquêtes, mais souvent 50 % est considéré comme bon et 20 % n'est pas rare pour les questionnaires sur Internet)?

Les répondants sont-ils représentatifs de la population et de l'échantillon étudiés?

Biais de réponse?   Oui ❑   Non ❑   Incertain ❑

Quelles sont les principaux résultats / principales conclusions de l'étude?

Quelles informations sont présentées dans les figures, les tableaux ou les graphiques? Ceux-ci sont-ils faciles à comprendre ou portent-ils à confusion?

Certains des résultats étaient-ils statistiquement significatifs? Oui ❑   Non ❑
Incertain ❑
Si oui, lesquels?

Certains des résultats / tendances étaient-ils/elles cliniquement significatifs?
Oui ❑   Non ❑   Sans objet ❑   Incertain ❑
Si oui, lesquels?

DISCUSSION

Êtes-vous d'accord avec les opinions du chercheur?
Oui ❑   Non ❑   Quelque peu ❑

Si non, pourquoi?

_____

_____

Les résultats sont-ils cohérents avec la recherche antérieure?
Oui ❑   Non ❑   Sans objet
Si non, pourquoi?

_____

_____

L'interprétation est-elle logique d'un point de vue théorique?
Oui ❑   Non ❑   Incertain ❑
Si non, pourquoi?

_____

_____

L'interprétation est-elle logique d'un point de vue clinique?
Oui ❑   Non ❑   Incertain ❑
Si non, pourquoi?

_____

_____

IMPRESSIONS GÉNÉRALES

Dans l'ensemble, l'article est-il important ou significatif pour la pratique en soins de santé?
Oui ❑   Non ❑

Les résultats ont-ils trouvé un écho chez vous (semblent corrects et familiers) et correspondent-ils à votre pratique?
Oui ❑   Non ❑
Si oui, pourquoi?

_____

_____

Les principales limites de l'étude (deux ou trois) :

_____

_____

Les principales forces de l'étude (deux ou trois) :

_____

_____

Les résultats peuvent-ils s'appliquer ou sont-ils pertinents à d'autres milieux, populations ou disciplines?

_____

_____

Recherche par méthodes mixtes
LA FEUILLE DE TRAVAIL D'ACCOMPAGNEMENT DU LECTEUR

Remarque : Si la recherche par méthodes mixtes est présentée dans deux articles, utilisez les feuilles de travail 1 et 2. La présente feuille de travail est à utiliser lorsque la recherche par méthodes mixtes est présentée en un seul article.

Titre de l'article : _____

Auteur(s) : _____

TITRE

Domaine d'intérêt   Oui ❑   Non ❑   Peut-être ❑
Méthode d'intérêt   Oui ❑   Non ❑   Peut-être ❑
Population d'intérêt   Oui ❑   Non ❑   Peut-être ❑

RÉSUMÉ

Résultats utiles?   Oui ❑   Non ❑   Peut-être ❑

INTRODUCTION

Pourquoi l'étude a-t-elle été effectuée (c.-à-d. le problème, la préoccupation, l'enjeu, la question)?

_____

_____

Quel est le but de l'étude ou à quelle(s) question(s) le chercheur tente-t-il de répondre (p. ex. revue de littérature)?

_____

_____

Quels sont les idées, variables ou concepts clés (p. ex. douleur, immobilité, deuil, soins infirmiers)?

_____

_____

La plupart des références sont-elles récentes (moins de 5 à 10 ans)?
Oui ❑   Non ❑

Si non, cet article est-il une référence classique ou inédite / innovante ou a-t-il récemment acquis un regain d'importance (p. ex. recherche liée aux maladies avec immunisation préventive)?

Cite-t-il des experts?   Oui ❑   Non ❑   Incertain ❑

Veuillez noter : Après avoir lu quelques études sur le même sujet, vous commencerez à reconnaître les noms des experts dans ce domaine, car ces auteurs seront les plus fréquemment cités.

MÉTHODES

Plan de recherche

Quelle raison est donnée pour l'utilisation de méthodes mixtes?

Quelle approche par méthodes mixtes a été choisie (p. ex., exploratoire séquentielle, triangulation concomitante)?

La priorité ou la pondération des parties qualitative et quantitative est-elle bien clarifiée (p. ex. sur quelle partie l'accent a été placé ou les deux parties sont-elles égales)?

Un théorie globale a-t-elle été utilisée (approche transformative)?
Oui ❑   Non ❑   Incertain ❑

Une ou plusieurs théories ont-elles été utilisées?
Oui ❑   Non ❑   Incertain ❑

Le plan de recherche est-il approprié pour répondre à la question de recherche?
Oui ❑   Non ❑   Incertain ❑

Le chercheur de l'étape qualitative a-t-il examiné d'un œil critique son rôle, ses hypothèses et ses idées préconçues?
Oui ❑   Non ❑   Incertain ❑

À quel moment de l'étude l'intégration des méthodes s'est-elle produite (p. ex. collecte des données, analyse des données)?

_____

Échantillon

Les stratégies d'échantillonnage pour les deux étapes (qualitative et quantitative) de l'étude sont-elles fournies?
Oui ❏   Non ❏   Incertain ❏

Quelles sont les caractéristiques d'inclusion et d'exclusion des participants à l'étude (p. ex. état de santé, âge, niveau de scolarité, genre, appartenance ethnique, profession, statut socio-économique)?

Inclusion :

Qualitative _____

_____

Quantitative _____

_____

Exclusion :

Qualitative _____

_____

Quantitative _____

_____

La sélection des participants cadre-t-elle avec le concept étudié?
Qualitative   Oui ❏   Non ❏   Incertain ❏
Quantitative   Oui ❏   Non ❏   Incertain ❏

Où les participants ont-ils été recrutés (p. ex. groupe d'entraide, service clinique)?

_____

_____

Quelle logique justifie la taille de l'échantillon (p. ex., saturation des données, calcul de la puissance)?

Qualitative :

_____

Quantitative :

_____

Quelles étaient les méthodes utilisées pour la sélection des participants (p. ex. méthode d'échantillonnage intentionnelle, méthode par boule de neige, échantillon aléatoire, de convenance)?

Qualitative :

_____

Quantitative :

_____

Des stratégies ont-elles été utilisées pour assurer la rigueur, la fidélité et la validité et/ou la fiabilité?
Oui ❏   Non ❏   Non précisé ❏

Si oui, lesquels (p. ex. révision par d'autres, piste d'audit, cohérence entre les évaluateurs, groupe témoin)?

_____

_____

Pensez-vous que les méthodes utilisées pour sélectionner quantitativement les participants à l'étude ont biaisé les résultats?
Biais de sélection   Oui ❏   Non ❏

Si oui, comment?

_____

_____

Dans la portion quantitative, y a-t-il eu de nombreux refus, retraits, abandons ou décès?
Biais d'attrition   Oui ❏   Non ❏

Considérations éthiques pour la recherche

Le consentement éclairé a-t-il été obtenu?   Oui ❑   Non ❑
Les participants étaient-ils raisonnablement aptes à participer?   Oui ❑   Non ❑
L'étude était-elle potentiellement ou réellement préjudiciable   Oui ❑   Non ❑
pour les participants ou d'autres personnes?

Énumérez tous les problèmes d'ordre éthique associés à l'étude qui
vous préoccupent à titre de lecteur et possible utilisateur de la recherche
(p. ex. véracité, confidentialité, coercition).

_____

_____

Milieu

Dans quel milieu les données ont-elles été recueillies?
Service hospitalier ❑   Domicile ❑   Communauté ❑   Autre ❑
Expérience de recherche quantitative (le cas échéant)

Quel était le traitement ou l'intervention spécifique?

_____

_____

Les participants à l'étude savaient-ils s'ils recevaient l'intervention ou un
placebo?
Oui ❑   Non ❑

Quelles méthodes ont été utilisées pour assurer la répartition à l'aveugle
(le cas échéant) afin que ni les participants, ni le personnel, ni les collecteurs
de données ne possèdent de renseignements susceptibles d'influencer les
résultats?

_____

_____

Y a-t-il eu contamination ou mélange de traitements entre les groupes à l'étude?

_____

_____

Y a-t-il eu d'autres facteurs associés à l'intervention ou au traitement qui auraient pu influencer les résultats?
Biais de performance   Oui ❑   Non ❑

Si oui, lesquels?

_____

_____

Collecte des données

Concernant la partie qualitative, quelle méthode ou quelles stratégies ont-elles été utilisées pour la collecte des données?
Groupe de discussion ❑   Entrevue structurée ❑   Entrevue non structurée ❑
Entrevue semi-structurée ❑   Observation ❑   Autre ❑ _____

Le chercheur de l'étape qualitative a-t-il précisé son rôle dans le processus de collecte des données?
Oui ❑   Non ❑   Non précisé ❑
Comment les données ont-elles été enregistrées (p. ex. notes de terrain, enregistrements audio ou vidéo)?

_____

_____

Dans la partie qualitative, la saturation des données a-t-elle été atteinte?
Oui ❑   Non ❑   Non précisé ❑   Sans objet ❑

Concernant la partie quantitative, quelle méthode ou quelles stratégies ont été utilisées pour la collecte des données? Questionnaire ❑   Entrevue ❑
Examen des dossiers ❑   Acte médical / examen ❑
Observation ❑   Autre ❑ _____

Des méthodes ont été utilisées pour assurer la fidélité des données quantitatives recueillies (p. ex. différences entre les évaluateurs, différences entre les points temporels de mesure)?
Oui ❑   Non ❑   Non mentionné ❑
Si oui, lesquelles?

_____

_____

Des méthodes ont-elles été utilisées pour assurer la validité des données quantitatives recueillies (p. ex. révision par des experts, comparaison avec d'autres mesures)?
Oui ❏ Non ❏ Non mentionné ❏

Si oui, lesquelles?

_____

_____

Pensez-vous que les méthodes de mesure ont biaisé les résultats?
Biais de mesure   Oui ❏ Non ❏

Si oui, comment?

_____

_____

Analyse des données

Quelles méthodes ont été utilisées pour l'analyse des données?

Pour l'analyse de la partie qualitative, comment les catégories ou thèmes ont-ils été obtenus (p. ex. comparaison constante)?

Pour l'analyse de la partie quantitative, quels tests statistiques ont été utilisés (p. ex. _Test_ t, analyse de régression)?

_____

_____

RÉSULTATS

Études séquentielles : Comment la première étape des méthodes mixtes a-t-elle été informative pour la seconde?

_____

_____

Études concomitantes : La priorité accordée à chaque étape des méthodes mixtes correspondait-elle à l'approche adoptée?   Oui ❏ Non ❏ Incertain ❏
Si une perspective théorique globale a été adoptée, est-elle apparue dans toutes les parties de l'étude?
Oui ❏ Non ❏ Incertain ❏

Quelles sont les principaux résultats / principales conclusions de l'étude (c'est-à-dire, principales catégories ou principaux thèmes qui ont été mis en lumière, différences statistiquement significatives)?

Qualitative :

_____

_____

Quantitative :

_____

_____

Le taux de réponse de la partie quantitative a-t-il été satisfaisant?
Oui ❑   Non ❑   Incertain ❑

Quelles informations sont présentées dans les figures, les tableaux ou les graphiques? Ceux-ci sont-ils faciles à comprendre ou portent-ils à confusion?

_____

_____

Certains des résultats étaient-ils statistiquement significatifs?
Oui ❑   Non ❑   Incertain ❑
Si oui, lesquels?

_____

_____

Certains des résultats / tendances étaient-ils/elles cliniquement significatifs?
Oui ❑   Non ❑   Sans objet ❑   Incertain ❑

Si oui, lesquels? Si non, pourquoi?

_____

_____

DISCUSSION

Êtes-vous d'accord avec l'interprétation des résultats par le chercheur?
Oui ❑   Non ❑

Qualitative :

_____

Quantitative :

Les résultats sont-ils cohérents avec la recherche antérieure?
Oui ❑ Non ❑ Sans objet ❑
Si non, pourquoi?

L'interprétation est-elle logique d'un point de vue théorique?
Oui ❑ Non ❑ Sans objet ❑

Si non, pourquoi?

L'interprétation propose-t-elle des idées que vous pouvez exploiter?
Oui ❑ Non ❑ Sans objet ❑

Si non, pourquoi?

IMPRESSIONS GÉNÉRALES

Dans l'ensemble, l'article est-il important ou significatif pour la pratique en soins de santé?
Oui ❑ Non ❑

Les résultats ont-ils trouvé un écho chez vous (semblent corrects et familiers) et correspondent-ils à votre pratique?
Oui ❑ Non ❑

Si oui, pourquoi? Si non, sont-ils néanmoins utiles pour d'autres?

Les principales limites de l'étude (deux ou trois) :

_____

_____

Les principales forces de l'étude (deux ou trois) :

_____

_____

Les résultats sont-ils adaptables à votre pratique ou généralisables?
Oui ❑   Non ❑   Incertain ❑

Revues systématiques
LA FEUILLE DE TRAVAIL
D'ACCOMPAGNEMENT DU LECTEUR

Titre de l'article : _____

Auteur(s) : _____

TITRE

Domaine d'intérêt   Oui ❏ Non ❏ Peut-être ❏
Méthode d'intérêt   Oui ❏ Non ❏ Peut-être ❏
Population d'intérêt   Oui ❏ Non ❏ Peut-être ❏

RÉSUMÉ

Résultats utiles?   Oui ❏ Non ❏ Peut-être ❏

INTRODUCTION

Pourquoi le revue a-t-elle été effectuée (c.-à-d. le problème, la préoccupation, l'enjeu, la question)?

_____

_____

Quelles sont les questions abordées par la revue?

_____

_____

Revue de littérature

Quels sont les concepts clés étudiés par la revue?

_____

_____

Les concepts ont-ils été définis selon des critères d'inclusion et d'exclusion clairs pour la sélection des études de recherche? Oui ❏ Non ❏ Incertain ❏

La stratégie de recherche a-t-elle été expliquée clairement?
Oui ❏ Non ❏ Incertain ❏

Les dates des études qui ont été publiées (p. ex. de telle année .... à telle année ...)

Bases de données utilisées (cochez toutes celles qui s'appliquent)
p. ex. PubMed-MEDLINE ❏ EMBASE ❏ CINAHL ❏ PsycINFO ❏
Sociological Abstracts ❏ BIOSIS ❏ SPORTDiscus ❏ Autre _____

Pensez-vous que la recherche d'articles était complète?
Oui ❏ Partiellement ❏ Clairement non ❏

Pourquoi?

_____

_____

Plus d'une personne a-t-elle sélectionné les études et extrait les données?
Oui ❏ Non ❏ Incertain ❏

Les différences dans la sélection des études ont-elles été abordées?
Oui ❏ Non ❏ Incertain ❏

MÉTHODES

La qualité méthodologique de l'étude a-t-elle été évaluée à l'aide d'un système de notation structuré?
Oui ❏ Non ❏ Incertain ❏

Si oui, avec quel outil?

_____

Au moins deux réviseurs ont-ils évalué indépendamment les études appropriées?
Oui ❏ Non ❏ Incertain ❏

Quelle était la qualité de chacune des études incluses dans la revue?
Élevée ❏ Moyenne ❏ Faible ❏

Les revues de faible qualité ont-elles été exclues? Oui ❏ Non ❏

Si non, les limites des études de faible qualité ont-elles été prises en compte?
Oui ❏ Non ❏

Plan d'étude : Revues quantitatives

Quels types d'études ont été inclus dans la revue et combien de chaque type?

ECR ❏ ____ Prétest ou post-test avec groupe témoin ❏ ____ Cohorte ❏ ____
Études d'observation sans groupe témoin ❏ ____ Autre ❏ ____

Plan d'étude : Revues qualitatives

Quels types d'études ont été inclus dans la revue et combien de chaque type?
Phénoménologie ❏____ Théorie ancrée ❏____ Ethnographie ❏____
Étude de cas ❏____ Recherche-action participative ❏____ Autre ❏____

RÉSULTATS

Quels sont les résultats globaux?

_____

_____

Ces résultats sont-ils cohérents (pour la plupart) pour l'ensemble des études
incluses?   Oui ❏   Non ❏ (c'est-à-dire résultats mitigés)

Si les résultats étaient mitigés, quels facteurs ont entraîné des différences dans
les résultats entre chaque étude (p. ex. différentes populations ou différents
échantillons; différents milieux comme un hôpital, une clinique ou le domicile;
systèmes de soins de santé de pays différents)? _____

_____

_____

Revues quantitatives

Les résultats de chacune des études ont-ils été combinés   Oui ❏   Non ❏
(c.-à-d. méta-analyse)?

Si oui, pensez-vous qu'il était judicieux / logique de combiner Oui ❏   Non ❏
les résultats?

Si non, y avait-il de bonnes raisons de ne pas combiner   Oui ❏   Non ❏
les résultats, comme une différence dans la définition des
variables ou dans les outils de mesure utilisés?

Revues qualitatives

Les résultats des études individuelles étaient-ils suffisamment semblables pour pouvoir être comparés et confrontés?
Oui ❑   Non ❑

DISCUSSION

Comment les chercheurs ont-ils interprété les résultats?

Les résultats de l'étude soutiennent-ils cette interprétation (la signification des résultats est-elle exagérée, outrepasse-t-elle les données obtenues, ou au contraire, ignore-t-elle ou minimise-t-elle des données importantes)?
Oui ❑   Non ❑   Quelque peu ❑

Êtes-vous d'accord avec les opinions du chercheur?
Oui ❑   Non ❑   Quelque peu ❑

Si non, pourquoi?

Les résultats sont-ils cohérents avec la recherche antérieure?
Oui ❑   Non ❑   Sans objet ❑

Si non, pourquoi?

L'interprétation est-elle logique d'un point de vue théorique?
Oui ❑   Non ❑   Incertain ❑

Si non, pourquoi?

L'interprétation est-elle logique d'un point de vue clinique?
Oui ❑   Non ❑   Incertain ❑

Si non, pourquoi?

IMPRESSIONS GÉNÉRALES

Dans l'ensemble, la revue est-elle importante ou significative pour la pratique en soins de santé?   Oui ❏   Non ❏

Les résultats ont-ils trouvé un écho chez vous (semblent corrects et familiers, et correspondent à votre pratique)?   Oui ❏   Non ❏   Sans objet ❏
Pourquoi? _____

_____

Les principales limites de la revue (deux ou trois) :

_____

_____

Les principales forces de la revue (deux ou trois) :

_____

_____

Utilisation des résultats de la recherche
LA FEUILLE DE TRAVAIL D'ACCOMPAGNEMENT DU LECTEUR

Titre de l'article :

Auteur(s) :

Les participants sont-ils semblables à ceux de votre milieu?
Oui ❑   Non ❑   Quelque peu ❑

Une fois que vous vous sentirez quelque peu à l'aise avec les informations contenues dans l'étude, posez-vous ces questions :

Est-ce que les informations de l'étude aideront à :

Comprendre les points de vue des patients :	Oui ❑ Non ❑	Peut-être ❑	Sans objet ❑
Évaluation :	Oui ❑ Non ❑	Peut-être ❑	Sans objet ❑
Procédure ou protocole :	Oui ❑ Non ❑	Peut-être ❑	Sans objet ❑
Interventions :	Oui ❑ Non ❑	Peut-être ❑	Sans objet ❑
Relations interpersonnelles :	Oui ❑ Non ❑	Peut-être ❑	Sans objet ❑
Programmes d'amélioration de la qualité :	Oui ❑ Non ❑	Peut-être ❑	Sans objet ❑
Vie au travail / environnement de travail :	Oui ❑ Non ❑	Peut-être ❑	Sans objet ❑
Programmes de formation :	Oui ❑ Non ❑	Peut-être ❑	Sans objet ❑

Autre :

Les résultats ou conclusions sont-ils cohérents avec les politiques, les procédures et les normes?

Nouvelle politique requise :	Oui ❑	Non ❑	Incertain ❑
Nouvelle procédure requise :	Oui ❑	Non ❑	Incertain ❑
Nouvelle norme requise :	Oui ❑	Non ❑	Incertain ❑
La sécurité peut-elle être assurée?	Oui ❑	Non ❑	Incertain ❑

Croyez-vous que les résultats ou conclusions soient acceptables pour
les personnes suivantes?

Les patients :   Oui ❑   Non ❑   Incertain ❑
Les administrateurs :   Oui ❑   Non ❑   Incertain ❑
Les collègues :   Oui ❑   Non ❑   Incertain ❑
Les autres professionnels :   Oui ❑   Non ❑   Incertain ❑

Les éléments suivants sont-ils requis pour l'utilisation des résultats?

Équipement :   Oui ❑   Non ❑
Personnel :   Oui ❑   Non ❑
Temps :   Oui ❑   Non ❑
Argent :   Oui ❑   Non ❑
Connaissances/habiletés :   Oui ❑   Non ❑
Changement d'attitude :   Oui ❑   Non ❑

Le bénéfice vaut-il l'effort nécessaire à l'obtention des ressources et à la
modification de la pratique?
Oui ❑   Non ❑

Pourquoi?

_____

_____